Das Kinder-Notfallbuch

Sofortmaßnahmen für alle wichtigen Notfallsituationen

Autoren

Achim Thamm

Isabel Ruland

Prof. Dr. Barbara Seidenstücker

Prof. Dr. Bernd Seidenstücker

FORUM

WISSEN,
DAS ANKOMMT.

Bibliografische Information der Deutschen Bibliothek

Die Deutsche Bibliothek verzeichnet diese Publikation in der Deutschen Nationalbibliografie; detaillierte bibliografische Daten sind im Internet über http://dnb.dnb.de abrufbar.

Mandichostraße 18
86504 Merching

Telefon: +49 (0)8233 381-123
Fax: +49 (0)8233 381-222
E-Mail: service@forum-verlag.com
Internet: www.forum-verlag.com

Hinweis: Aus Gründen der besseren Lesbarkeit und Einfachheit wird in den folgenden Texten meist die männliche Form verwendet. Die verwendeten Bezeichnungen sind als geschlechtsneutral bzw. als Oberbegriffe zu interpretieren und gelten gleichermaßen für alle Geschlechter.

Titelfoto/-illustration: © cicisbeo – stock.adobe.com
Satz: Reemers Publishing Services GmbH, 47799 Krefeld
Druck: Druckerei Joh. Walch GmbH & Co. KG, 86179 Augsburg
Printed in Germany

ISBN 978-3-98875-293-2 (Print)
ISBN 978-3-98875-294-9 (Kombi)

Vorwort

Wie sich Mitmenschen in den ersten Minuten oder Sekunden nach Eintritt eines Notfalls oder einer Krisensituation verhalten, ist mitentscheidend für den Erfolg einer Rettungsmaßnahme. Statistisch gesehen muss jeder in seinem Leben einmal Erste Hilfe anwenden, doch was ist zu tun, wenn es wirklich ernst wird? Im Umgang mit Kindern ist es besonders wichtig, Schutz und Geborgenheit auszustrahlen. Deswegen strahlen Sie im Notfall Ruhe aus – damit leisten Sie schon einen wesentlichen Teil Erster Hilfe.

In Notfallsituationen sind wir oft das größte Hindernis: Man möchte nichts falsch machen, man ist unsicher und befindet sich selbst in einer Ausnahmesituation. Wie dann die notwendige Ruhe ausstrahlen? Nehmen Sie sich selbst die Angst und Unsicherheit, indem Sie sich fortbilden. Lieber einmal öfter als vorgeschrieben das Wissen auffrischen und dieses Buch immer in Ihrer Nähe haben.

Bewahren Sie jeweils ein Exemplar in allgemein zugänglichen Räumen auf. Der Aushang eines Buches neben den Erste-Hilfe-Kästen und am Schwarzen Brett liegt nahe – dann kann im Notfall jeder schnell darauf zugreifen.

Damit Sie in diesem Buch beim Nachschlagen das Gewünschte schnell finden, haben wir die Notfälle nach dem ABC aufgeführt, aber auch übersichtlich in Gruppen zusammengefasst. Diese Gruppen sind durch entsprechende Symbole am oberen Bereich der Seite kenntlich gemacht. Mit der farblichen Kennzeichnung der Inhalte finden Sie schnell die gewünschten Informationen. Kennzeichen für eine bestimmte Notfallsituationen sind in einem grünen Kasten zu finden. Wichtige Tipps sind in Rot gehalten. Die Schritt-für-Schritt-Anleitungen zu den häufigsten Notfällen sind blau unterlegt.

Das gibt Ihnen im Ernstfall sicherlich genug Ruhe, die sich sofort auf ein verletztes Kind o. Ä. übertragen wird.

Der Verlag Dezember 2025

Haftungsausschluss

Dieses Verlagserzeugnis wurde nach bestem Wissen und nach dem aktuellen Stand von Recht, Wissenschaft und Technik zum Druckzeitpunkt erstellt. Die Autoren haben die Inhalte mit äußerster Sorgfalt und nach eingehender Recherche geschrieben. Gegenüber den Autoren, Programmierern und dem Verlag begründet dieses Erzeugnis keine Auskunfts- oder Beratungspflicht und auch keine anderweitige Bindungswirkung.

Die individuellen Gegebenheiten jedes Einzelfalls gebieten es, dass keine Gewähr für Verbindlichkeit und Vollständigkeit der in diesem Erzeugnis enthaltenen Darstellungen und Aussagen gegeben werden kann.

Der Verlag übernimmt keine Gewähr für Druckfehler und inhaltliche Fehler.

Hinweis

Bitte beachten Sie:

Für die richtige Anwendung der Informationen und Hinweise hat der Anwender selbst Sorge zu tragen.

Dieses Handbuch ersetzt nicht die Teilnahme an einem Erste-Hilfe-Kurs.

Aus Gründen der besseren Lesbarkeit wird in den meisten Texten die männliche Form für Schüler, Lehrer etc. verwendet. Die Bezeichnungen gelten aber gleichermaßen für das andere Geschlecht.

Inhaltsverzeichnis

Notfallsituationen nach Rubriken

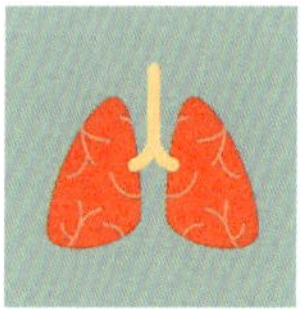

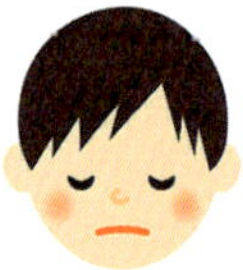

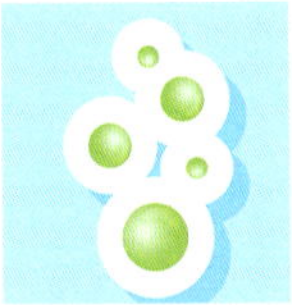

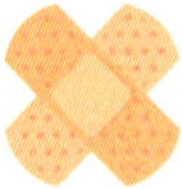

Allgemeine Grundregeln

Anzeichen des lebensbedrohenden Notfalls

Was ist ein Notfall?

Notfälle sind Verletzungen durch Unfälle ebenso wie Vergiftungen und akute Erkrankungen. Alle Notfälle haben gemeinsam, dass sie einen plötzlichen Verlauf nehmen, bei dem eine oder mehrere der lebenswichtigen Funktionen beeinträchtigt werden oder ausfallen können. Die drei lebenswichtigen Funktionen – Bewusstsein, Atmung und Herz-Kreislauf – stehen dabei in engem Zusammenhang. Sie beeinflussen sich gegenseitig. So hat z. B. eine verschlechterte Atemfunktion auch Auswirkungen auf das Herz. Genauso wirkt Angst auf die Atmung und den Kreislauf beschleunigend. Die Maßnahmen der Ersten Hilfe sollen eine Verschlechterung der lebenswichtigen Funktionen oder deren Ausfall verhindern. In extremen Fällen werden einzelne lebenswichtige Funktionen durch die Ersthelferin bzw. den Ersthelfer ersetzt, z. B. durch die Herz-Lungen-Wiederbelebung.

Einen lebensbedrohlichen Notfall erkennen

Es gibt bestimmte Anzeichen für einen lebensbedrohlichen Notfall, die Sie auch ohne medizinische Vorbildung wahrnehmen können:

- (Plötzliche) Bewusstlosigkeit: Ein Kind reagiert weder auf Ansprache noch auf Schmerzreiz, evtl. ist auch keine Atmung oder kein Puls wahrnehmbar.
- Atemnot: Ein Kind bekommt keine Luft und fühlt sich ausgesprochen schlecht.
- Schwere Blutung: Große Verletzungen, Blut spritzt im Pulsrhythmus aus der Wunde, starke Blutung aus den Körperöffnungen oder in die Körperhöhlen.
- Schock: Das Kind wird blass und kalt, der Puls ist altersadaptiert schneller als sonst und schlechter zu tasten. Es wirkt ungewöhnlich ängstlich, unruhig oder zunehmend benommen. Das Verhalten verändert sich auffällig, der Zustand kann sich schnell verschlechtern. Achtung akuter Notfall – sofort Rettungsdienst rufen

Was ist im Notfall zu tun?

Unter dem Begriff „Erste Hilfe“ versteht man alle Maßnahmen, die bei Unfällen, akuten Erkrankungen oder Vergiftungen, erforderlich sind, um eine weitere Verschlechterung des Gesundheitszustandes des Kindes zu verhindern – bis professionelle Hilfe (Rettungsdienst/Notarzt) eintrifft.

Grundsätzlich gilt in einer Notfall- und Krisensituation:

1. Bleiben Sie ruhig (3 x tief durchatmen). Verschaffen Sie sich zunächst eine Übersicht über die vorgefundene Situation.
2. Nicht kopflos handeln, sondern überlegt vorgehen (Hektik vermeiden)! Meist sind Sie an einer Unglücksstelle nicht allein, Umstehende sind bestimmt bereit, mitzuhelfen. Sprechen Sie diese direkt an, und bitten Sie um konkrete Mithilfe. Es ist immer wichtig, dass einer die Initiative ergreift.
3. Die eigene Sicherheit berücksichtigen und die Unfallstelle absichern! Benutzen Sie Einmalhandschuhe, um sich nicht über Blut oder andere Körperflüssigkeiten zu infizieren!
4. Notruf absetzen und Sofortmaßnahmen durchführen, z. B. aus Gefahrensituation bringen. Wenn möglich, einen weiteren Helfer den Notruf ausführen lassen und sofortige Betreuung durchführen.
5. Erste Hilfe leisten!
6. Wichtig ist die Betreuung/Zuwendung des Ersthelfers bis zum Eintreffen des Rettungsdiensts. Lassen Sie das Kind möglichst nicht alleine!
7. Beruhigen Sie das betroffenen Kind, sagen Sie ihm jeden Schritt, den Sie als Nächstes unternehmen werden.
8. Versuchen Sie, falsches Eingreifen und unüberlegtes, „kopfloses“ Handeln anderer Helfer zu verhindern.

In Abhängigkeit von Art und Schwere der Verletzung ist Nachfolgendes für die Versorgung des verletzten Kindes zu tun:

- Bei geringfügigen Verletzungen – also kleinen, oberflächlichen Wunden, leichten Prellungen oder anderen harmlosen Verletzungen ohne starke Blutung oder Schmerzen – ist eine sachgerechte Erstversorgung vor Ort ausreichend. Die Erziehungsberechtigten sind noch am selben Tag über den Vorfall und die durchgeführten Maßnahmen zu informieren. Jede Erste-Hilfe-Leistung ist vollständig zu dokumentieren, z. B. im Verbandbuch oder in der vorgesehenen Einrichtungsdokumentation.

- Kinder mit leichten, aber ärztlich abklärungsbedürftigen Verletzungen sollten zeitnah einem Arzt vorgestellt werden – nach Möglichkeit einem Durchgangsarzt. Dieser entscheidet über die weitere Vorgehensweise und sorgt für eine kindgerechte, schnelle Abklärung, um unnötigen Stress für das Kind zu vermeiden.
- Ist bei schweren Verletzungen der Rettungsdienst bzw. ein Notarzt vor Ort, trifft dieser alle weiteren Entscheidungen.
- Handelt es sich um Verletzungen an Augen, Ohren, Nase oder Hals, ist das verletzte Kind einem lokalen Facharzt oder dem nächstgelegenen fachlich geeigneten Krankenhaus vorzustellen.
- Bei jeder ärztlichen Versorgung ist von der Einrichtung eine Unfallanzeige auszufüllen.

Maßnahmen nach einem Unfall

Unfall		
Nur geringfügige Verletzung	**Mittelschwere Verletzung**	**Schwere Verletzung**
Erste-Hilfe-Maßnahme vor Ort	Notruf und Erstversorgung	Notruf und Erstversorgung
Information der Eltern	Verständigung der Eltern	Verständigung der Eltern
Eventuell weitere Abklärung durch Arzt oder Krankenhaus	Transport ins Krankenhaus	Transport ins Krankenhaus

Hinweise zum Transport

Ein fachgerechter Transport des verletzten Kindes zum Arzt oder ins Krankenhaus ist für eine erfolgreiche Behandlung wichtig. Die Wahl des Transportmittels richtet sich nach Art und Schwere der Verletzung, der Gehfähigkeit des Kindes sowie der Entfernung.

- Bei leichten Verletzungen kann das Kind im privaten Umfeld durch die Eltern – mit dem privaten Pkw transportiert werden. Dabei ist stets ein altersgerechtes Kinderrückhaltesystem zu verwenden
- Betreuungspersonen wie Erzieherinnen, Lehrkräfte oder andere schulische Mitarbeitende dürfen leicht verletzte Kinder aus rechtlichen Gründen nicht mit einem privaten oder betrieblichen Fahrzeug transportieren. Ein Transport durch das Betreuungspersonal – auch mit öffentlichen Verkehrsmitteln – ist zu vermeiden. Das verletzte Kind ist nach Absprache entweder den Eltern oder dem Rettungsdienst für die weitere medizinische Abklärung zu übergeben. Die Aufsicht über die restliche Gruppe muss dabei jederzeit gewährleistet bleiben.
- Bei mittelschweren oder schweren Verletzungen ist der öffentliche Rettungsdienst über den Notruf zu alarmieren:
  Deutschland 112, Österreich 144, Schweiz 144.

Die Rettungskette

- Lebensrettende Sofortmaßnahmen + Notruf
- Weitere Versorgung + Betreuung
- Rettungsdienst
- Krankenhaus

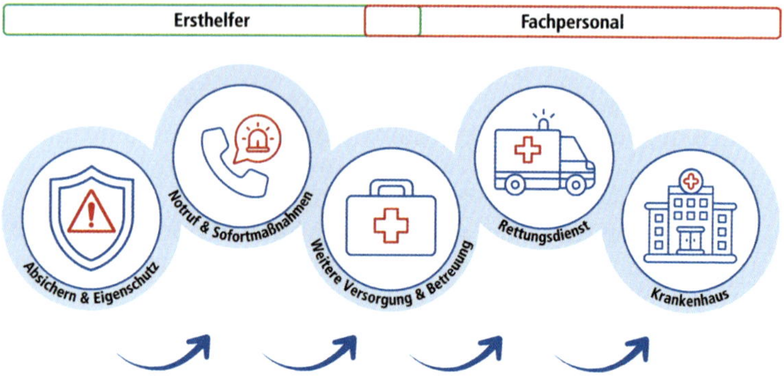

Bild 1: *Die Rettungskette (Quelle: FORUM VERLAG HERKERT GMBH)*

Diese Schritte der Rettungskette greifen ineinander und sorgen dafür, dass dem Betroffenen schnelle Hilfe widerfährt. Der Eigenschutz und das Absichern der Unfallstelle werden bei der Rettungskette als selbstverständlich vorausgesetzt. Die Bedeutung der Ersten Hilfe zeigen die ersten zwei Glieder der Kette. Eine Ausbildung in Erster Hilfe trägt dazu bei, die Rettungskette zu stärken. Eigenschutz bedeutet, in Notfallsituationen für Leib und Leben gefährliche Situationen zu erkennen und Vorkehrungen zu treffen, um auftretende Risiken zu minimieren. Das schließt die Verwendung von Hilfsmitteln ein. Der Eigenschutz ist ein Handlungsprinzip, das von allen Beteiligten (Ersthelfer und professionelle Helfer) in jeder Phase eines Einsatzes beachtet werden muss. Den lebensrettenden Sofortmaßnahmen geht die Sicherung des Eigenschutzes voraus, einzelne Maßnahmen haben zu unterbleiben, wenn sie nur unter Gefahr für Leib und Leben des Ersthelfers durchzuführen wären.

Der Notruf

Die möglichst rasche Alarmierung des Rettungsdiensts ist fast immer ein wichtiger Bestandteil der Ersten Hilfe. Beispielsweise in Deutschland besteht ein lückenloses Netz von Rettungsleitstellen und Rettungswachen. Damit ist sichergestellt, dass Betroffene bei einem Notfall rund um die Uhr schnelle, fachgerechte medizinische Hilfe erhalten und in ein Krankenhaus gebracht werden.

Rettungsdienst/Notarzt:

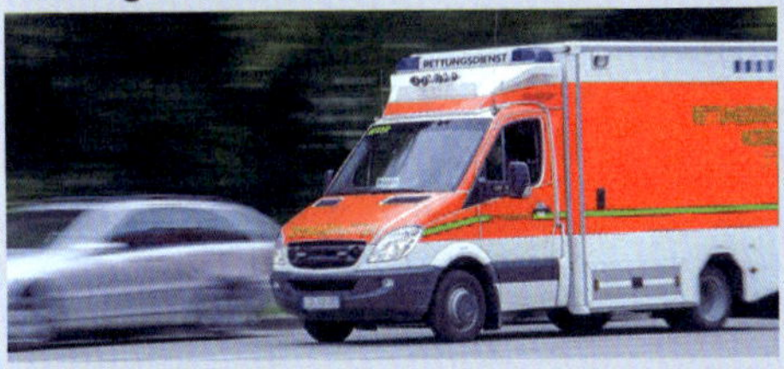

Deutschland:	112
Österreich:	144
Schweiz:	144

Polizei:

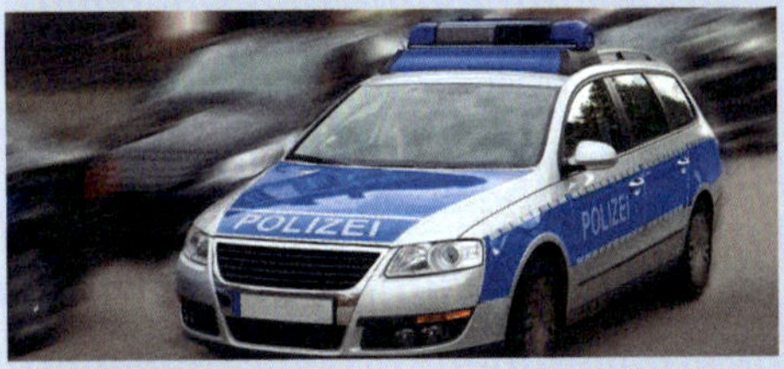

Deutschland:	110
Österreich:	133
Schweiz:	117

Feuerwehr:

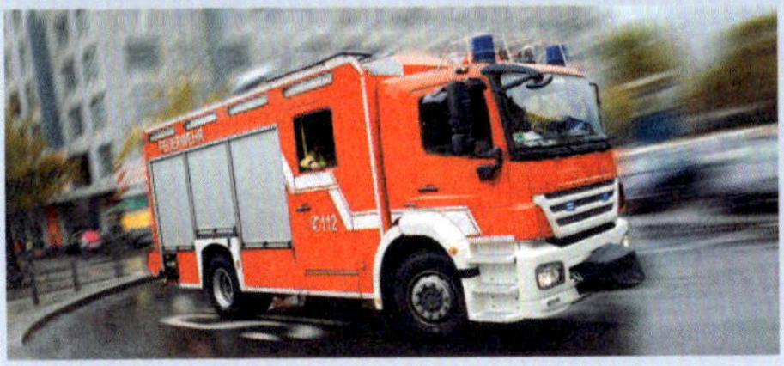

Deutschland:	112
Österreich:	122
Schweiz:	118

Was tun bei Vergiftungen?

Bei Verdacht auf eine Vergiftung rufen Sie umgehend den Rettungsdienst an und geben Sie – sofern bekannt – die Art des aufgenommenen Stoffs, die geschätzte Menge und den Zeitpunkt der Einnahme an.

Wichtig

Eine Fehlalarmierung aufgrund einer Fehleinschätzung ist für Ersthelfer nicht kostenpflichtig. Ein Notruf kann von jedem Telefon aus immer kostenfrei erfolgen – Münzen oder Telefonkarten sind nicht erforderlich. Das gilt auch für Mobiltelefone.

Die 5 W-Fragen des Notrufs

Wer ruft an**?**

Angabe von eigenem Namen/Telefonnummer, so kann der Leitstellenmitarbeiter zurückrufen, falls die Verbindung getrennt wird.

Wo ist etwas passiert**?**

Genaue Angabe über den Notfallort, exakte Adresse, Etage, markante Punkte, Raumnummer.

Was für ein Notfall ist passiert**?**

Kurzbeschreibung, was passiert ist.

Wie viele Personen (Geschädigte) sind betroffen**?**

Wenn mehr als eine Person betroffen ist, ungefähre Angabe der Anzahl der Betroffenen.

Welche Art von Verletzungen/Erkrankungen sind ersichtlich**?**

Grobbeschreibung der möglichen Verletzung/Erkrankung.

Warten auf Rückfragen**!**

Nicht auflegen, der Disponent beendet das Gespräch.

Wichtig!

- Ein genauer Notruf ist die Basis für einen reibungslosen Rettungseinsatz.
- Sprechen Sie ruhig und nehmen Sie sich Zeit. Umso schneller ist Hilfe vor Ort!
- Sie müssen sich die W-Fragen nicht merken, der Disponent wird Sie abfragen.
- Bei schwierigen Örtlichkeiten, z. B. Schulgebäuden, beauftragen Sie einen Helfer, den Rettungsdienst auf der Straße zu empfangen und einzuweisen.
- Veranlassen Sie als Ersthelfer den Notruf durch eine andere Person! Fordern Sie diese gezielt auf: „Bitte verständigen Sie den Rettungsdienst unter 112. Bitte melden Sie: …!“

Das Gespräch mit der Leitstelle

Wichtig!

Verwenden Sie – wenn möglich – die Freisprechfunktion Ihres Telefons!

Gut zu wissen

Leitstellenmitarbeiter leiten Sie dabei an,

- einen lebensbedrohlichen Notfall zu erkennen
- zu erkennen, ob es sich um einen Herz- oder Kreislaufstillstand handelt
- eine Herz-Lungen-Wiederbelebung durchzuführen.

Leitstellenmitarbeiter werden bei einem Herz-Kreislaufversagen nachfragen, ob ein Defibrillator/AED vor Ort ist.

Ist kein Defibrillator/AED direkt vor Ort verfügbar und sind mehrere Helfer anwesend, dann leitet der Leitstellenmitarbeiter eine der umstehenden Personen an zum nächsten AED.

Ist ein AED/Defibrillator vor Ort, dann weisen Leitstellenmitarbeiter eine der umstehenden Personen an, den AED anzuschalten und den Anweisungen des AED zu folgen.

Hygienegrundsätze/Infektionsgefahr

Einmalhandschuhe verwenden

- Erkrankungen wie HIV, Hepatitis, Tuberkulose o. Ä. sind nicht sichtbar.
- Direkter, ungeschützter Kontakt mit Blut, Körperflüssigkeiten, Ausscheidungen sollte vermieden werden.

Beatmungstücher, Beatmungsmasken verwenden

- Atemwegsinfektionen wie Tuberkulose, SARS o. Ä. sind nicht immer offensichtlich.
- Eine Übertragung kann durch Anwendung entsprechender Hilfsmittel vermieden werden.

Schnitt- und Stichverletzungen vermeiden

- Verunreinigte Scherben oder Injektionsnadeln können ebenfalls zur Übertragung einer Infektionskrankheit führen.

Händehygiene

- Nach einer Ersten-Hilfe-Leistung sind Händereinigung und Desinfektion notwendig.
- Erst Desinfektion, dann Reinigung der Hände (Ausnahme: grobe Verunreinigungen – dann erst die Verunreinigungen abwaschen und danach desinfizieren).
- Beachten Sie, dass das Desinfektionsmittel die Hände mit Fingerzwischenräumen und Handrückseite komplett benetzt sind. Beachten Sie die Einwirkzeit des Desinfektionsmittels.

Auffinden einer Person

Zum Glück verlaufen Unfälle in Kitas und Schulen meist glimpflich. Doch trotzdem kann eine fachgerechte Erste Hilfe notwendig werden, die bei kleinen Patienten durch besonders viel Zuspruch und Betreuung begleitet wird. Denn bei Kindern gilt: Zuwendung ist genauso wichtig wie gute Erste-Hilfe-Kenntnisse.

Die erste Kontaktaufnahme

Um etwas über den Gesundheitszustand eines verunglückten oder kranken Kindes zu erfahren, bedarf es meist keiner technischen Hilfsmittel, aber oftmals viel Geduld.

Versuchen Sie auf jeden Fall, ruhig zu bleiben.

Wirken Sie beruhigend, indem Sie ruhig sprechen, das Kind streicheln und es zügig, aber ohne Hast untersuchen.

Handeln	
1	Sicherheit muss im Notfall großgeschrieben werden. Fließender Verkehr, Strom, Gefahrstoffe, Feuer u. Ä. gefährden Betroffene, Helfer und ggf. auch unbeteiligte Personen.
2	Fassen Sie das Kind z. B. an der Hand an. Dies wirkt zunächst beruhigend. Gleichzeitig spüren Sie durch den Hautkontakt, ob die Haut warm oder kalt, trocken oder feucht ist.
3	Sprechen Sie das Kind an. Die meisten verunglückten Kinder sind bei Bewusstsein und somit ansprechbar. Sie können Angaben über ihre Verletzungen, Schmerzen oder ihr Befinden machen.
4	Genaues Beobachten: Auf den ersten Blick erkennen Sie z. B. Ursachen des Notfalls und mögliche Gefahren, Zahl der Betroffenen, Aussehen, Position und Verhalten des Kindes.
5	Lassen Sie das kranke Kind nicht lang allein. Beruhigen und Trost spenden sind wichtig für das Kind. Schirmen Sie es ab und decken Sie es zu. Wenn möglich, geben Sie dem Kind ein Stück Vertrauen an die Hand (Kuscheltier, -decke).

Bitte beachten Sie: Gerade bei Kleinkindern ist es nicht so einfach, nach dem Befinden zu fragen. Sie neigen dazu, über „Bauchschmerzen“ zu klagen, auch wenn es woanders wehtut. Manche Kinder behaupten aus Angst, etwas „angestellt“ zu haben, sie seien unverletzt. Manchmal müssen Sie Kleidung öffnen oder aufschneiden, damit Verletzungen besser erkannt und versorgt werden können.

Das richtige Vorgehen

Bitte beachten Sie, dass in diesem Buch die Notfallsituationen manchmal unterschiedliche Handlungen je nach Alter des Kindes mit sich bringen.

In der Folge einer Verletzung oder einer Erkrankung und der damit verbundenen erheblichen psychischen Belastung frieren Kinder selbst bei normaler Lufttemperatur – vor allem, wenn durch den Unfall oder die Erkrankung der Kreislauf beeinträchtigt ist. Kinder haben durch die im Verhältnis zu Erwachsenen viel geringere Körpermasse einen labilen Wärmehaushalt. Daher müssen Kinder immer gut warm gehalten werden. Vorsicht bei Säuglingen: Bei Ihnen kann zu warmes Zudecken zu einem Wärmestau führen. Legen Sie verunglückte und kranke Kinder möglichst immer auf eine Decke oder Rettungsdecke, oder wickeln Sie sie darin vorsichtig ein.

Rettungsdienste kommen nicht nur schnell, sondern auch mit dem richtigen Rettungsmittel. Bei Kindern ist auf jeden Fall die Begleitung durch „Aufsichtspflichtige“ – Eltern, Erzieher, Lehrer – unerlässlich. Für manche Eingriffe im Krankenhaus ist das Einverständnis der Erziehungsberechtigten notwendig. Daher müssen bei Unglücksfällen in Kindertagesstätten oder in Schulen immer auch die Eltern benachrichtigt werden. Ihnen ist mitzuteilen, in welchem Krankenhaus sich ihr Kind befindet.

Überblick über die Gefahrenzone/ Gefahrenstelle sichern

Handelt es sich bei der Notfallsituation um einen Unfall, dann kann es sein, dass sich das Kind in einer Gefahrenzone befindet. Dann müssen sich einen Überblick über die Situation verschaffen und diese ggf. entschärfen (neutralisieren).

Handeln	
1	Besteht Gefahr für den Ersthelfer? Wenn ja, prüfen Sie, ob Sie die Gefahrenstelle neutralisieren können.
2	Prüfen Sie als nächstes, ob Gefahr für das Kind/die Betroffenen besteht. Wenn das Kind/der Betroffene in Gefahr ist, dann retten Sie dieses aus der Gefahrenzone.
3	Erst wenn Sie und die Verunfallten außer unmittelbarer Gefahr sind, beginnen Sie mit den Erste-Hilfe-Maßnahmen.

Wichtig!

- Achten Sie auf Eigenschutz!
- Bringen Sie Andere durch Ihre Maßnahmen nicht in Gefahr!
- Achten Sie auf Stolperfallen, Rutschgefahr oder gefährliche Umgebungsfaktoren wie z. B. Gefahren durch Strom, Blitzschlag o. Ä.!
- Vermitteln Sie verunfallten, verunglückten oder erkrankten Kindern Ruhe und Sicherheit!
- Beruhigen Sie das Kind!
- Ziehen Sie vor einer medizinischen Hilfeleistung Einmalhandschuhe an!
- Rufen Sie umstehende Personen zur Hilfe und schicken Sie Gaffer weg!

Bewusstseinskontrolle

Anzeichen

- Kind wirkt nicht ansprechbar

Prüfen des Bewusstseinszustands bei Säuglingen

Handeln	
1	Prüfen Sie, ob der Säugling auf Reize reagiert.
2	Sprechen Sie den Säugling an.
3	Kitzeln Sie den Säugling leicht an der Fußsohle – alternativ: leicht den Rücken reiben.
4	Reagiert der Säugling nicht auf diese Reize, dann ist er bewusstlos.
5	Notruf/Rettungsdienst alarmieren oder durch Helfer alarmieren lassen. D: 112 | AT: 144 | CH: 144

Wichtig!

Nicht mit Schmerzreizen den Bewusstseinszustand prüfen!

Atemkontrolle

Anzeichen

- Bewusstloses Kind
- Keine offensichtliche Atembewegung, keine Atemgeräusche

Handeln	
1	Sprechen Sie das betroffene Kind an und fassen Sie es an.
2	Wenn Sie keine Reaktion erhalten: Rufen Sie um Hilfe!
3	Kontrollieren Sie die Atmung. Öffnen Sie die Atemwege, indem Sie eine Hand auf die Stirn legen und mit der anderen das Kinn anheben. Bei Kleinkindern und besonders bei Säuglingen ist der Kopf im Verhältnis zum Körper größer. Wird der Kopf zu weit nach hinten überstreckt, führt dies eher zu einer Verlegung des Atemwegs. Deshalb bei Säuglingen den Kopf in Neutralposition (Schnüffelposition) lassen; bei Kleinkindern vorsichtig und nur moderat überstrecken.
4	Sie fühlen die Atmung, wenn Sie Ihre Wange dicht über den Mund und die Nase des bewusstlosen Kindes halten. Blicken Sie auf dessen Brustkorb und beobachten Sie, ob sich die Brust/der Bauch hebt und senkt.
5	Notruf/Rettungsdienst alarmieren oder durch Helfer alarmieren lassen. D: 112 | AT: 144 | CH: 144
6	Wenn Sie die Atmung fühlen, bringen Sie den Betroffenen in die stabile ► „Seitenlage“. Wenn Sie keine normale Atmung spüren, beginnen Sie mit der ► „Herz-Lungen-Wiederbelebung“.

Wichtig!

- Wenn sichtbare Fremdkörper die Atemwege blockieren, räumen Sie den Mund des Kinds vor der Atemkontrolle vorsichtig aus, blinde Manipulationen im Mundraum sind zu unterlassen, da sie das Risiko einer weiteren Verlagerung des Fremdkörpers und einer vollständigen Verlegung erhöhen können..
- Beachten Sie Ihren Eigenschutz und benutzen Sie dabei ggf. Einmalhandschuhe.

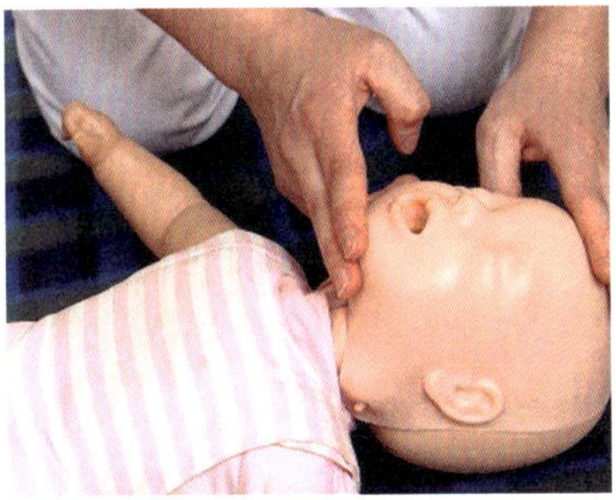

Bild 1: *Atemwege öffnen – Kopfhaltung bei Säuglingen in Normalstellung, bei Kleinkindern Kopf nur moderat überstrecken, bei größeren Kinden und Erwachsenen Kopf überstrecken.*

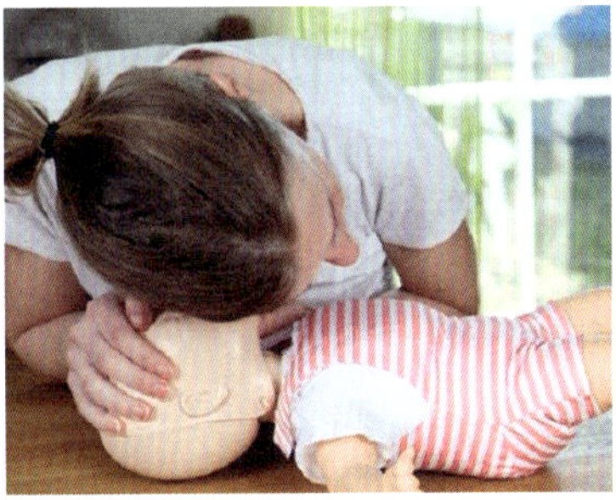

Bild 2: *Wange dicht über den Mund oder die Nase halten und den Brustkorb beobachten.*

Herz-Lungen-Wiederbelebung

Kindliche Herz-Lungen-Wiederbelebungen sind selten, da Kindern in der Regel ein gesundes Herz-Kreislauf-System haben und Herz-Kreislauf-Stillstände meist sekundär aus Atemproblemen entstehen. Entscheidend ist, dass bei Kindern überwiegend hypoxische Ursachen – etwa Atemwegsverlegung, Ertrinken oder Infektionen – zum Stillstand führen. Daher steht die frühzeitige Sicherung und Unterstützung der Atmung im Fokus der Versorgung.

Anzeichen

- Kind ist nicht ansprechbar, keine Reaktion bei der Bewusstseinskontrolle
- Keine Atemgeräusche, inadäquate (Schnappatmung) oder keine Atembewegung, keine Ausatemluft
- Das Gesicht ist blass bis bläulich (Ohrläppchen und Lippen)

Herz-Lungen-Wiederbelebung bei Säuglingen (bis zum 1. Lebensjahr)

Handeln	
1	Prüfen Sie bei einem scheinbar leblosen Säugling zuerst das Bewusstsein, indem Sie ihn ansprechen und sanft an den Fußsohlen stimulieren. Vermeiden Sie unbedingt heftiges Schütteln!
2	Wenn der Säugling nicht reagiert: Hilfe herbeirufen.
3	Notruf/Rettungsdienst alarmieren oder durch Helfer alarmieren lassen. D: 112 | AT: 144 | CH: 144

Handeln	
4	Den Säugling auf einer harten Unterlage in Rückenlage bringen. Kontrolle der Atemwege durchführen, ob diese frei sind! Nur sichtbare Fremdkörper entfernen keine unnötige Manipulation im Mund-Rachen-Raum verursachen – Gefahr der Schleimhautreizung und folgender Schleimhautschwellung – Atemwegsverlegung!
5	Bei Säuglingen wird zur Atemwegsöffnung eine neutrale Kopf-Hals-Position empfohlen. Dazu kann ein kleines Tuch unter die Schulterblätter gelegt werden, um das proportionale Ungleichgewicht zwischen großem Kopf und kleinerem Rumpf auszugleichen. Der Kopf darf dabei nicht überstreckt werden.
6	Führen Sie eine ► „Atemkontrolle“ durch.
7	Wenn Sie keine Atmung spüren unternehmen Sie die Atemspende: Umschließen Sie Mund und Nase des Säuglings fest mit Ihren Lippen.
8	Beatmen Sie den Säugling etwa 1 Sekunde lang mit sanftem Atemdruck, sodass sich der Brustkorb sichtbar hebt – nicht mehr!
9	Heben Sie Ihren Kopf und blicken Sie auf den Brustkorb des Säuglings. Fixieren Sie dabei dessen Kopflage und beobachten Sie, ob sich der Brustkorb senkt. Atmen Sie dabei wieder ein und wiederholen Sie 4x die Atemspende.
10	Nach somit 5x Atemspende eine Atemkontrolle durchführen (nicht länger als 10 Sekunden).
11	Atmet der Säugling wieder normal, bringen Sie es in die Bauch-Seitenlage.
12	Besteht weiterhin Atemstillstand oder eine nicht normale Atmung, legen Sie Ihre Daumen auf das untere Drittel des Brustbeins. Umgreifen Sie mit den anderen Fingern den Brustkorb (Thorax).
13	Drücken Sie das Brustbein 30 x etwa 4 cm (ein Drittel) tief in Richtung Wirbelsäule. Drücken Sie etwa 2 x pro Sekunde, also insgesamt etwa 15 Sekunden lang.
14	Geben Sie 2 Atemspenden über Mund und Nase.

Handeln	
15	Führen Sie die Wiederbelebungsmaßnahmen wie beschrieben fort bis der Rettungsdienst/Notarzt eintrifft, und zwar im Wechsel von 30 Herzdruckmassagen und 2 Atemspenden. Unterbrechen Sie nur, wenn das Kind sich aktiv bewegt oder eindeutige Lebenszeichen zeigt. Suchen Sie nicht nach einem Puls.

Wichtig!

Für ausgebildetes medizinisches Fachpersonal und geschulte First-Responder (z. B. Sanitätshelfer, Betriebssanitäter) gilt bei der Herz-Lungen-Wiederbelebung von Säuglingen und Kindern bis zur pubertären Entwicklung folgender Rhythmus: 15 zu 2!

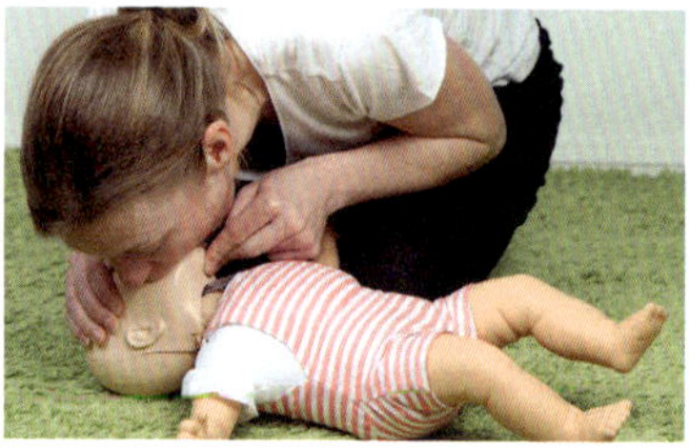

Bild 1: *Legen Sie Ihre Lippen dicht um Mund und Nase des Säuglings.*

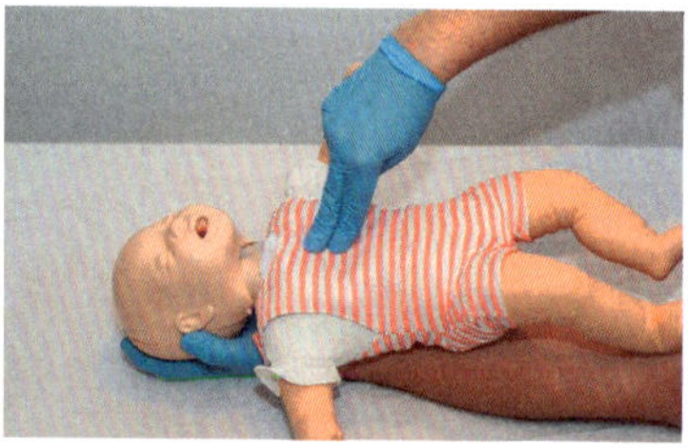

Bild 2: *Die Herzdruckmassage wird bei Säuglingen am unteren Drittel des Brustkorbs durchgeführt.*

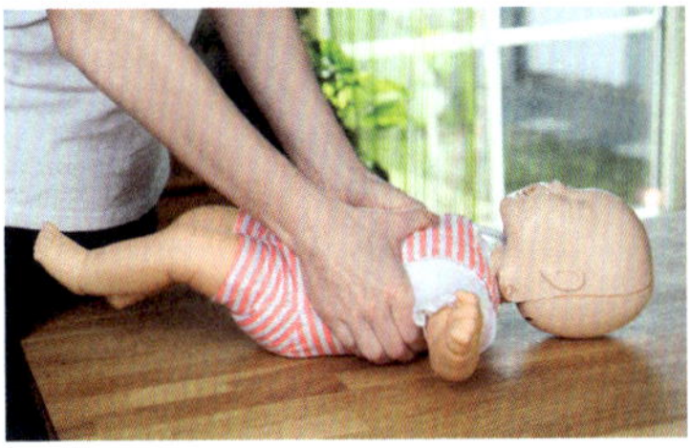

***Bild 3:** 2-Daumen-Methode bei Säuglingen: Die Herzdruckmassage wird bei Säuglingen mit den Daumen am unteren Drittel des Brustkorbs durchgeführt. Die Hände umfassen dabei den Brustkorb des Säuglings. Abwechselnd 30 x drücken, 2 x Atemspenden.*

Herz-Lungen-Wiederbelebung bei Kindern (1. Lebensjahr bis Pubertät)

Handeln	
1	Wenn Sie ein scheinbar lebloses Kind auffinden, kontrollieren Sie zunächst das Bewusstsein: Sprechen Sie das Kind laut an, fassen Sie es an der Schulter an.
2	Wenn das Kind nicht reagiert: Hilfe herbeirufen.
3	Notruf/Rettungsdienst alarmieren oder durch Helfer alarmieren lassen. D: 112 | AT: 144 | CH: 144
4	Das Kind in Rückenlage bringen. Atemwege frei machen.
5	Legen Sie eine Hand an die Stirn-Haar-Grenze. Neigen Sie den Kopf des Kindes altersadaptiert (leicht) nach hinten und heben Sie gleichzeitig das Kinn an.
6	Führen Sie eine ► „Atemkontrolle“ durch.

Handeln	
7	Verschließen Sie mit Zeigefinger und Daumen der am Haaransatz liegenden Hand die Nase des Kindes und öffnen Sie leicht dessen Mund.
8	Atmen Sie normal ein. Setzen Sie Ihren Mund um den Mund des Kindes, sodass Ihre Lippen dessen Mund dicht umschließen.
9	Beatmen Sie das Kind etwa 1 Sekunde lang mit sanftem Atemdruck, sodass sich der Brustkorb sichtbar hebt – nicht mehr!
10	Heben Sie Ihren Kopf und blicken Sie auf den Brustkorb des Kindes. Fixieren Sie dabei dessen Kopflage und beobachten Sie, ob sich der Brustkorb senkt. Atmen Sie dabei wieder ein und wiederholen Sie 4 x die Atemspende.
11	Nach insgesamt 5 x Atemspende eine Atemkontrolle durchführen (nicht länger als 10 Sekunden).
12	Atmet das Kind wieder normal, bringen Sie es in die stabile Seitenlage und kontrollieren Sie regelmäßig die Vitalfunktionen.
13	Besteht weiterhin Atemstillstand oder eine nicht normale Atmung, machen Sie den Oberkörper des Kindes frei und knien Sie sich dicht an dessen Körper in Schulterhöhe.
14	Platzieren Sie einen Handballen auf der unteren Hälfte des Brustbeins, stellen Sie die Schultern senkrecht darüber und drücken Sie die Ellenbogen durch, um effektive Herzdruckmassagen durchzuführen. Bei größeren Kindern können beide Hände verwendet werden.
15	Das Brustbein nun 30 x ca. ein Drittel 4-(5 cm altersadaptiert) tief eindrücken in einer Frequenz von 100-120 pro Minute und nach jeder Kompression völlig entlasten, ohne den Kontakt zu verlieren.
16	Geben Sie 2 Atemspenden.
17	Führen Sie die Wiederbelebungsmaßnahmen wie beschrieben fort bis der Rettungsdienst/Notarzt eintrifft, und zwar im Wechsel von 30 Herzdruckmassagen und 2 Atemspenden. Unterbrechen Sie nur, wenn das Kind sich aktiv bewegt oder eindeutige Lebenszeichen zeigt. Suchen Sie nicht nach einem Puls.

Wichtig!

Für ausgebildetes medizinisches Fachpersonal und geschulte First-Responder (z. B. Sanitätshelfer, Betriebssanitäter) gilt bei der Herz-Lungen-Wiederbelebung von Säuglingen und Kindern bis zur pubertären Entwicklung folgender Rhythmus: 15 zu 2!

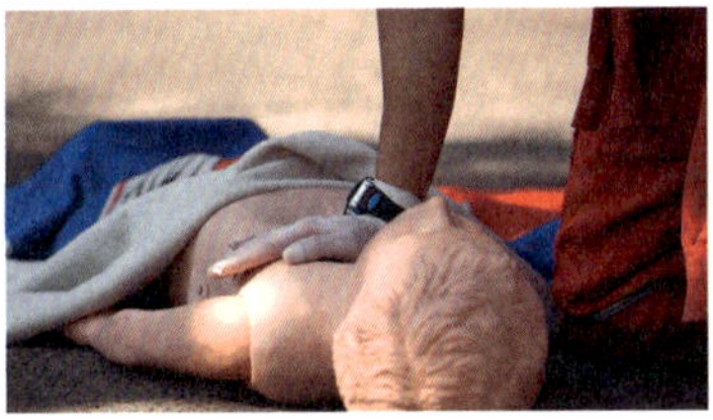

Bild 4: *Abwechselnd 30 x Herzdruckmassage, 2 x Atemspenden. Ausgebildetes medizinisches Fachpersonal oder First-Respnder Rhythmus 15:2.*

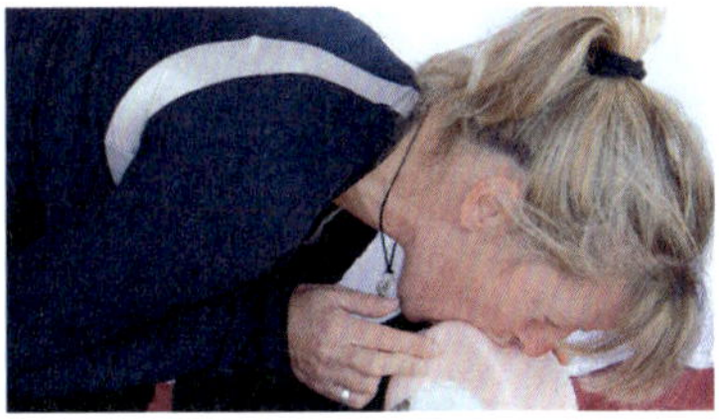

Bild 5: *Zum Beatmen wird mit Daumen und Zeigefinger der an der Stirn befindlichen Hand die Nase des Kindes verschlossen.*

Wichtig!

Wenn sich der Brustkorb bei der Beatmung nicht sichtbar hebt, prüfen Sie:

- Ist die Nase (bei Mund-zu-Mund-Beatmung) verschlossen?
- Befindet sich der Kopf in der korrekten Position (neutral beim Säugling, leicht überstreckt beim Kind)?
- Ist das Kinn angehoben?
- Umschließen Sie Mund bzw. Nase luftdicht?
- Besteht der Verdacht auf eine Fremdkörperverlegung?

Falls die Mund-zu-Mund-Beatmung nicht möglich ist, kann die Beatmung Mund-zu-Nase durchgeführt werden: Verschließen Sie den Mund des Kindes und beatmen Sie über die Nase.

Laien sollen keinen Puls tasten.

Wenn die Beatmung trotz Korrekturen nicht gelingt, führen Sie unbedingt kontinuierlich Herzdruckmassagen durch.

Richtig lagern

Die verschiedenen Lagerungen im Überblick

Stabile Seitenlage – Säugling	
Wann	Säugling ist, bewusstlos aber atmet normal
Wichtig	Keine Überstreckung des Kopfes, Schnüffelposition aufrechterhalten Säugling sanft auf die Seite/Bauchlage drehen, Gesicht zeigt leicht nach unten das Sekrete abfließen können.

Stabile Seitenlage – Kind	
Wann	Kind ist, bewusstlos aber atmet normal
Wichtig	Kopf vorsichtig (altersadaptiert) überstrecken, Kinn anheben und die Atmung regelmäßig kontrollieren

Stabile Seitenlage – Erwachsener	
Wann	Bewusstlosigkeit oder eingeschränktes Bewusstsein, aber normale Atmung
Wichtig	Den Kopf vorsichtig überstrecken, Kinn anheben und die Atmung regelmäßig kontrollieren.

Schocklagerung	
Wann	Schock- und Kreislaufnotfälle
Wichtig	Wenn kein Hinweis auf Verletzungen oder innere Blutungen von Kopf, Brust, Bauch, Wirbelsäule, Becken oder Knochenbrüche einer / beider Beine bestehen, kann beim Kind / betroffener Person zur Kreislaufstabilisierung eine Schocklagerung durchgeführt werden, hierzu werden beide Beine leicht erhöht 20-30° gelagert.

Oberkörper-Hochlagerung	
Wann	Atemnot, Herzinfarkt, Schlaganfall, Kopfverletzung
Wichtig	Wenn die Person eintrübt stabile Seitenlage

Bauchdeckenentspannende Lagerung (Embryonalstellung)	
Wann	Bauchschmerzen, Bauchkrämpfe
Wichtig	Lagerung nach Wunsch des Betroffenen

Seitenlage

Ist ein betroffenes Kind bewusstlos, atmet aber noch, sollte es wegen Erstickungsgefahr nicht auf dem Rücken liegen. Durch die stabile Seitenlage können Flüssigkeiten wie Speichel, Erbrochenes oder Blut aus dem Mund abfließen, und die Atemwege bleiben frei. Trägt das Kind/die betroffene Person eine Brille, nehmen Sie diese vorsichtig ab.

Handeln	
1	Sprechen Sie das betroffene Kind an und fassen Sie es an.
2	Um Hilfe rufen!
3	Notruf/Rettungsdienst alarmieren oder durch Helfer alarmieren lassen. D: 112 | AT: 144 | CH: 144
4	Kontrollieren Sie die Atmung (▶ „Atemkontrolle“).
5	Bei Atemstillstand ▶ „Herz-Lungen-Wiederbelebung“ durchführen. Bei intakter Atmung folgendermaßen vorgehen:
6	Den Ihnen zugewandten Arm des Kindes angewinkelt nach oben legen.
7	Legen Sie die gegenüberliegende Hand mit der Handoberfläche an die Ihnen zugewandte Wange des Kindes und halten Sie die Hand dort fest.

Handeln	
8	Greifen Sie mit Ihrer anderen Hand an den gegenüberliegenden Oberschenkel (nicht im Gelenk), winkeln Sie das Bein des Kindes an und ziehen Sie es damit zu sich herüber.
9	Das betroffene Kind wird auf die Seite gedreht.
10	Kopf (altersadaptiert) nach hinten leicht übertrecken, das Gesicht erdwärts drehen und den Mund leicht öffnen. Atmung kontrollieren, bis Hilfe eintrifft.

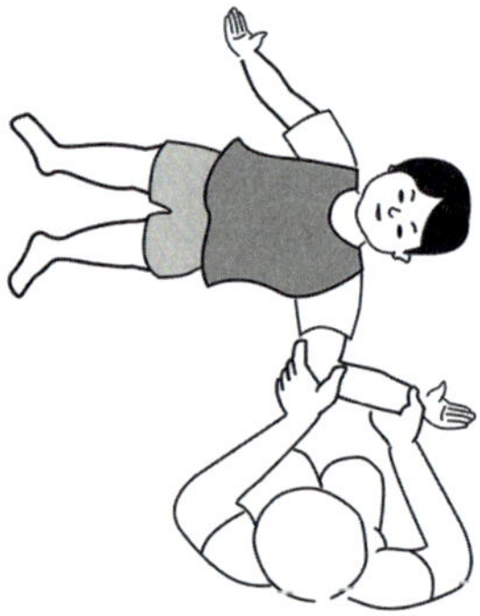

Bild 1: *Den nahe liegenden Arm des Kindes anwinkeln.*

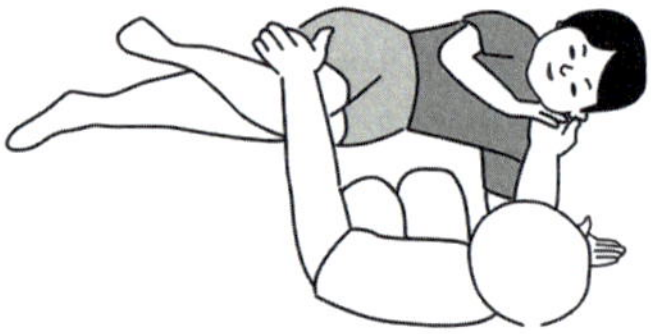

Bild 2: *Die Hand des Kindes über dessen Brustkorb ziehen. Die Handoberfläche an seine Wange legen und dort festhalten.*

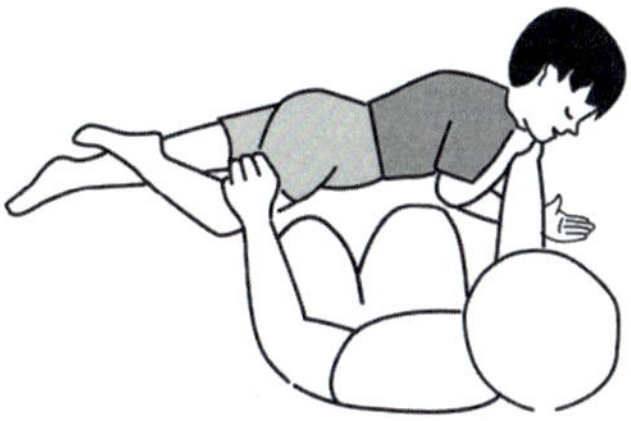

Bild 3: *Fassen Sie mit Ihrer freien Hand das gegenüberliegende Bein oberhalb des Kniegelenks am Oberschenkel, beugen Sie das Bein und ziehen Sie es zu sich.*

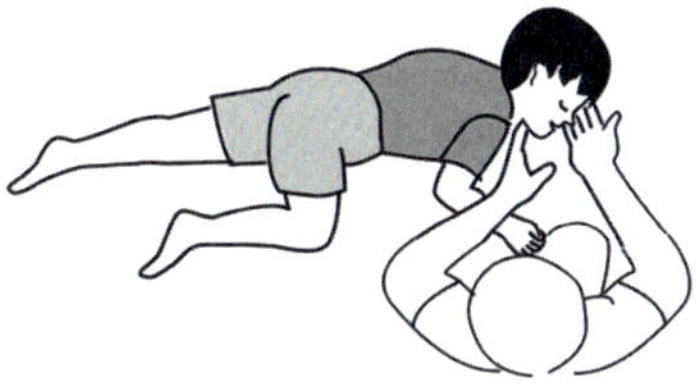

Bild 4: *Kopf nach hinten altersadaptiert überstreckt legen. Das Gesicht erdwärts drehen. Den Mund öffnen, Atmung kontrollieren.*

Wichtig

Bei Verdacht auf Rücken- und Nackenverletzungen:

- Die Sicherung der Atemwege hat stets Vorrang.
- Während ein Helfer das Kind in Seitenlage bringt, führen Sie den Kopf des Kindes so mit, dass er auch während der Bewegung in Neutralstellung bleibt.

Schocklagerung

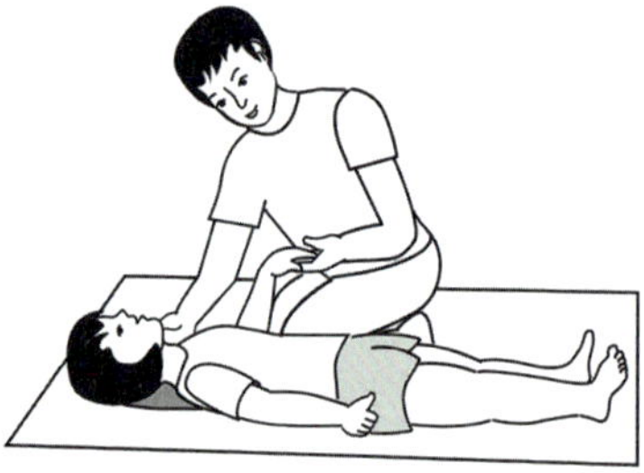

Bild 5: *Das Kind in Rückenlage auf eine Decke legen und beruhigen.*

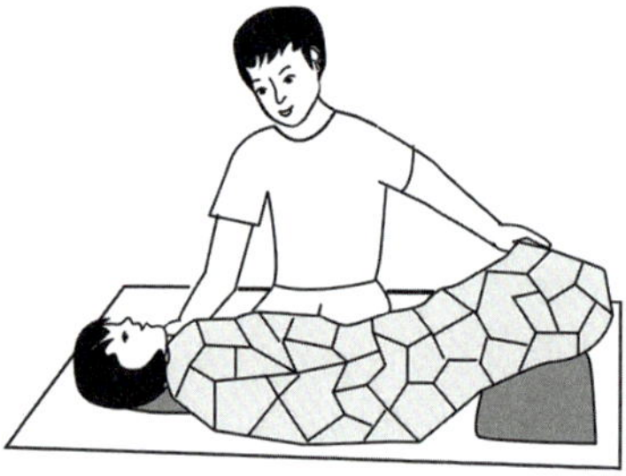

Bild 6: *Die Beine hochlegen und das Kind zudecken.*

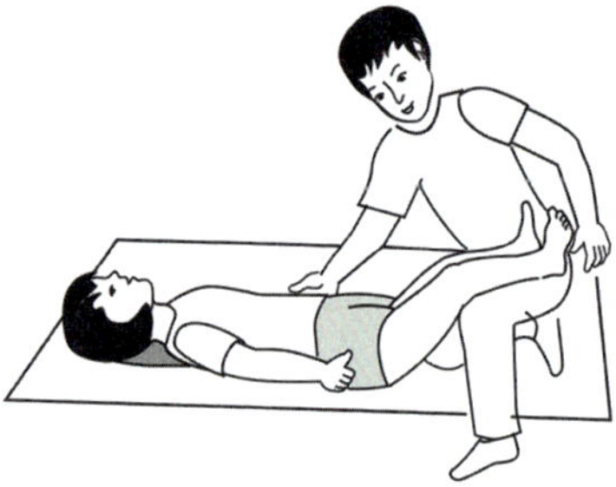

Bild 7: *Alternativ können Sie die Beine auch über Ihre eigenen Beine legen.*

Notfallsituationen und Erste Hilfe beim Kind

Allergische Reaktion

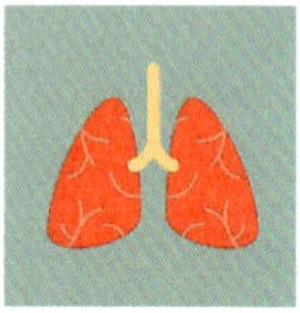

Anzeichen

- Leichte allergische Reaktionen zeigen sich häufig durch lokale Hautsymptome wie Rötung, Juckreiz oder leichter Schwellung.
- Schwere allergische bzw. anaphylaktische Reaktionen können rasch zu lebensbedrohlichen Atemwegsverengungen, ausgeprägten Atembeschwerden und schweren Kreislaufstörungen bis hin zum Schockführen.

Handeln	
1	Beruhigen Sie das Kind und bleiben Sie selbst auch ruhig.
2	Wenn möglich beenden Sie den Kontakt gegenüber dem auslösenden Allergen sofort, um die weitere allergische Reaktionskaskade zu unterbrechen (bringen Sie das betroffene Kind aus dem belasteten Raum, stoppen Sie sofort die Nahrungsaufnahmen).
3	Notruf/Rettungsdienst alarmieren oder durch Helfer alarmieren lassen: D: 112 | AT: 144 | CH: 144
4	Schauen Sie nach, ob das Kind ein Notfallset dabei hat (z. B. Adrenalin-Autoinjektor). Wenden Sie das Notfallset so an, wie es für das Kind vorgesehen ist!
5	Kühlen Sie die betroffenen Hautbereiche. Bei Insektenstichen im Mund- oder Rachenraum können Sie – wenn möglich – zusätzlich von innen kühlen (z. B. durch Eis oder kaltes Wasser). Grundsätzlich auch von außen kühlen.

Handeln	
6	Bei Bewusstlosigkeit: stabile ▶ „Seitenlage“ Bei Bewusstlosigkeit und Atemstillstand: ▶ „Herz-Lungen-Wiederbelebung“

Amputation

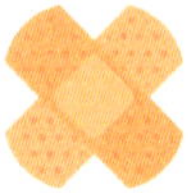

Handeln	
1	Beruhigen Sie das Kind und bleiben Sie selbst auch ruhig.
2	Beachten Sie Ihren Eigenschutz und ziehen Sie Einmalhandschuhe an.
3	Notruf/Rettungsdienst alarmieren oder durch Helfer alarmieren lassen. D: 112 | AT: 144 | CH: 144
4	Bringen Sie das Kind unmittelbar in eine liegende Position, wenn möglich können die Beine bereits leicht angehoben werden (Schocklagerung 20-30°). Sie können die verletzte Extremität unterstützend leicht erhöht lagern. Drücken Sie direkt oder durch Zuhilfenahme einer sterilen Kompresse oder eines sauberen Hilfsmittel (z. B. Handtuch) auf die Wunde, um die Blutung zu stoppen. Hält die Blutung an, erhöhen Sie den Druck und legen Sie – falls möglich – einen Druckverband an.
5	Versorgen Sie das abgetrennte Körperteil. Wickeln Sie dieses in eine saubere Kompresse oder alternativ Verband- bzw. Dreiecktuch aus dem Verbandkasten.
6	Legen Sie das eingewickelte Amputat in einen Plastikbeutel und verschnüren Sie diesen luft- und wasserdicht.
7	Füllen Sie – wenn möglich – Eis und Wasser zu je 50% in einen **zweiten** Plastikbeutel.
8	Den Beutel mit dem Amputat in den Beutel mit Eiswasser hängen. Vorsicht, das Amputat darf nicht nass werden!

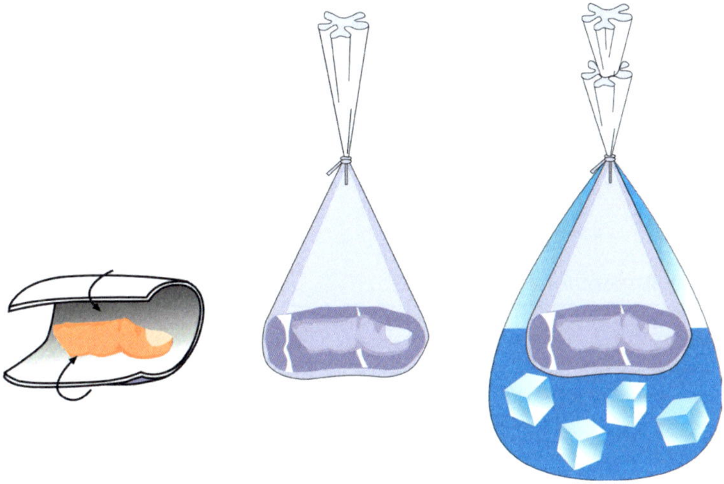

Bild 1: *Korrekter Umgang mit dem Amputat (Achtung: Immer erst den Betroffenen und die Wunde versorgen.*

Wichtig!

Erst den Verletzten versorgen, dann das Amputat.

Asthmaanfall

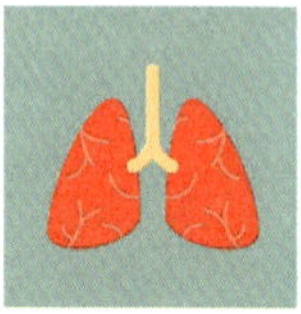

Anzeichen

- Unruhe, Atemnot, bläuliches Gesicht, bläuliche Lippen, Schwitzen
- Pfeifende und rasselartige Geräusche beim Ausatmen, verlangsamte Ausatmung

Handeln	
1	Beruhigen Sie das Kind und bewahren Sie selbst Ruhe.
2	Sorgen Sie für Frischluft. Öffnen Sie beengende Kleidung.
3	Unterstützen Sie das Kind dabei, eine atemerleichternde Haltung einzunehmen – idealerweise die sogenannte Kutscherhaltung: Das Kind sitzt aufrecht, beugt sich leicht nach vorne und stützt die Arme auf den Oberschenkeln ab. Leiten Sie das Kind an, langsam durch die Nase einzuatmen und anschließend kontrolliert durch den Mund auszuatmen. Dabei soll es die Lippenbremse einsetzen – also Ausatmung mit locker gespitzten Lippen und verlängertem Ausatemfluss. Diese Technik stabilisiert die Atemwege, vermindert die Atemnot und erleichtert das Ausatmen.

Handeln	
4	Hat das Kind ärztliich verordnete Bedarfsmedikamente dabei (z. B. Inhalator oder Dosieraerosol), dürfen Sie das Kind bei der Einnahme unterstützen. Achtung: Ausschließlich so, wie es für das betroffene Kind ärztlich vorgesehen ist und normalerweise durchgeführt wird. Eine abweichende oder eigene Medikamentengabe darf aus rechtlichen Gründen nicht erfolgen.
5	Der Asthma-Anfall wird nicht besser oder es bestehen schwere Symptome, dann: Notruf/Rettungsdienst alarmieren oder durch weitere Helfer alarmieren lassen. D: 112 | AT: 144 | CH: 144
6	Falls das Kind bewusstlos wird, kontrollieren Sie die Atmung. Ist die Atmung vorhanden, bringen Sie es in die stabile ► „Seitenlage“. Atmet das Kind nicht, dann beginnen Sie mit der ► „Herz-Lungen-Wiederbelebung“.

Wichtig!

Bei einem Asthmaanfall sollte immer der Rettungsdienst D: 112 | AT: 144 | CH: 144 gerufen werden – nicht „einen“ Arzt aufsuchen.

Beachten Sie die Hinweise zu ► „Rechtliche Aspekte“ unter dem Stichwort „Medikamenteneinnahme durch Erzieher/Lehrer“.

Atemstillstand

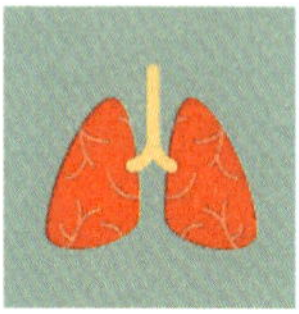

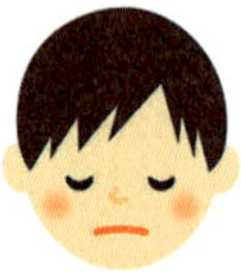

Anzeichen

- Keine Atemgeräusche, keine Atembewegung, keine Ausatemluft
- Das Gesicht ist blass bis bläulich (Ohrläppchen und Lippen)

Herz-Lungen-Wiederbelebung bei Säuglingen (bis zum 1. Lebensjahr)

Handeln	
1	Wenn Sie einen scheinbar leblosen Säugling auffinden, kontrollieren Sie zunächst das Bewusstsein: Sprechen Sie den Säugling laut an, streichen Sie über seine Fußsohlen. Vorsicht: Säuglinge niemals heftig rütteln!
2	Wenn der Säugling nicht reagiert: Hilfe herbeirufen.
3	Notruf/Rettungsdienst alarmieren oder durch Helfer alarmieren lassen. D: 112 | AT: 144 | CH: 144
4	Den Säugling auf einer harten Unterlage in Rückenlage bringen. Atemwege frei machen.

Handeln	
5	Bei Säuglingen wird zur Atemwegsöffnung eine neutrale Kopf-Hals-Position (Schnüffelposition) empfohlen. Dazu kann ein kleines Tuch unter die Schulterblätter gelegt werden, um das proportionale Ungleichgewicht zwischen großem Kopf und kleinerem Rumpf auszugleichen. Der Kopf darf dabei nicht überstreckt werden.
6	Führen Sie eine ▶ „Atemkontrolle“ durch.
7	Wenn Sie keine Atmung spüren, unternehmen Sie die Atemspende: Umschließen Sie Mund und Nase des Säuglings fest mit Ihren Lippen.
8	Beatmen Sie den Säugling etwa 1 Sekunde lang mit sanftem Atemdruck, sodass sich der Brustkorb sichtbar hebt – nicht mehr!
9	Heben Sie Ihren Kopf und blicken Sie auf den Brustkorb des Säuglings. Fixieren Sie dabei dessen Kopflage und beobachten Sie, ob sich der Brustkorb senkt. Atmen Sie dabei wieder ein und wiederholen Sie 4x die Atemspende.
10	Nach somit 5x Atemspende eine Atemkontrolle durchführen (nicht länger als 10 Sekunden).
11	Atmet der Säugling wieder normal, bringen Sie es in die Bauch-Seitenlage.
12	Besteht weiterhin Atemstillstand oder eine nicht normale Atmung, legen Sie Ihre Daumen auf das untere Drittel des Brustbeins. Umgreifen Sie mit den anderen Fingern den Brustkorb (Thorax).
13	Drücken Sie das Brustbein 30 x etwa 4 cm (ein Drittel) tief in Richtung Wirbelsäule. Drücken Sie etwa 2 x pro Sekunde, also insgesamt etwa 15 Sekunden lang.
14	Geben Sie 2 Atemspenden über Mund und Nase.
15	Führen Sie die Wiederbelebungsmaßnahmen wie beschrieben fort bis der Rettungsdienst/Notarzt eintrifft, und zwar im Wechsel von 30 Herzdruckmassagen und 2 Atemspenden. Unterbrechen Sie nur, wenn das Kind sich aktiv bewegt oder eindeutige Lebenszeichen zeigt. Suchen Sie nicht nach einem Puls.

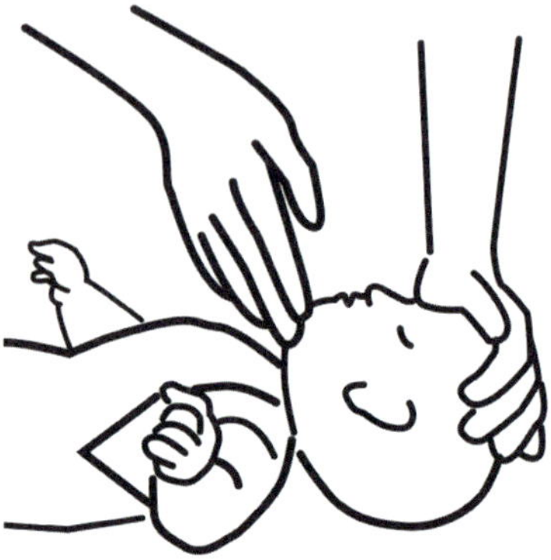

Bild 1: *Kopf in eine Schnüffelposition bringen.*

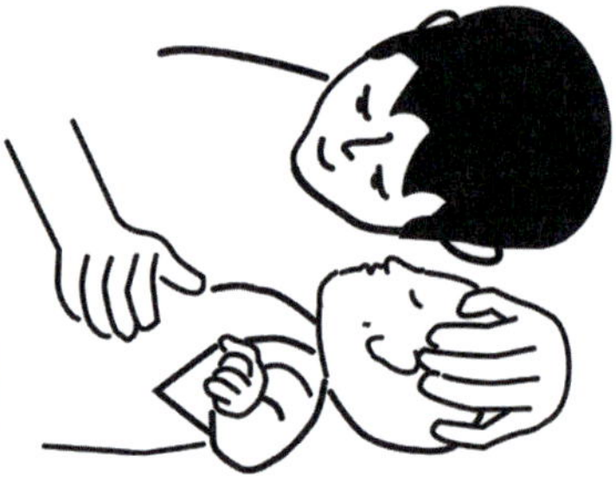

Bild 2: *Führen Sie eine Atemkontrolle durch.*

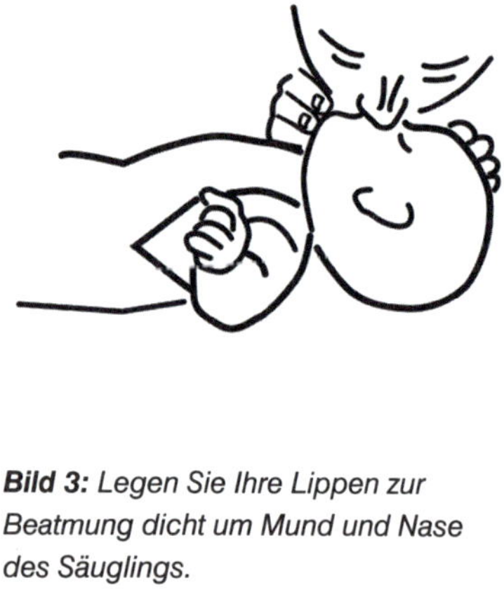

Bild 3: *Legen Sie Ihre Lippen zur Beatmung dicht um Mund und Nase des Säuglings.*

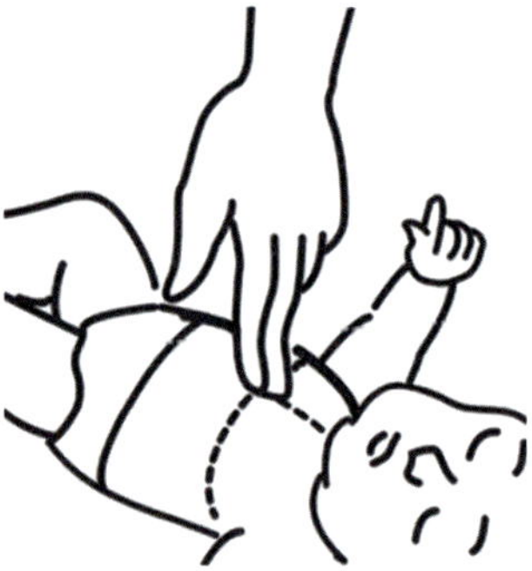

Bild 4: *Abwechselnd 30 x drücken mit zwei Fingern, 2 Atemspenden.*

Wichtig!

Für ausgebildetes medizinisches Fachpersonal und geschulte First-Responder (z. B. Sanitätshelfer, Betriebssanitäter) gilt bei der Herz-Lungen-Wiederbelebung von Säuglingen und Kindern bis zur pubertären Entwicklung folgender Rhythmus: 15 zu 2!

Notfallsituationen

Herz-Lungen-Wiederbelebung bei Kindern (1. Lebensjahr bis Pubertät)

Handeln	
1	Wenn Sie ein scheinbar lebloses Kind auffinden, kontrollieren Sie zunächst das Bewusstsein: Sprechen Sie das Kind laut an, fassen Sie es an der Schulter an.
2	Wenn das Kind nicht reagiert: Hilfe herbeirufen.
3	Notruf/Rettungsdienst alarmieren oder durch Helfer alarmieren lassen. D: 112 | AT: 144 | CH: 144
4	Das Kind in Rückenlage bringen. Atemwege frei machen.
5	Legen Sie eine Hand an die Stirn-Haar-Grenze. Neigen Sie den Kopf des Kindes altersadaptiert (leicht) nach hinten und heben Sie gleichzeitig das Kinn an.
6	Führen Sie eine ▶ „Atemkontrolle" durch.
7	Verschließen Sie mit Zeigefinger und Daumen der am Haaransatz liegenden Hand die Nase des Kindes und öffnen Sie leicht dessen Mund.
8	Atmen Sie normal ein. Setzen Sie Ihren Mund um den Mund des Kindes, sodass Ihre Lippen dessen Mund dicht umschließen.
9	Beatmen Sie das Kind etwa 1 Sekunde lang mit sanftem Atemdruck, sodass sich der Brustkorb sichtbar hebt – nicht mehr!
10	Heben Sie Ihren Kopf und blicken Sie auf den Brustkorb des Kindes. Fixieren Sie dabei dessen Kopflage und beobachten Sie, ob sich der Brustkorb senkt. Atmen Sie dabei wieder ein und wiederholen Sie 4 x die Atemspende.
11	Nach insgesamt 5 x Atemspende eine Atemkontrolle durchführen (nicht länger als 10 Sekunden).
12	Atmet das Kind wieder normal, bringen Sie es in die stabile Seitenlage und kontrollieren Sie regelmäßig die Vitalfunktionen.

Handeln	
13	Besteht weiterhin Atemstillstand oder eine nicht normale Atmung, machen Sie den Oberkörper des Kindes frei und knien Sie sich dicht an dessen Körper in Schulterhöhe.
14	Platzieren Sie einen Handballen auf der unteren Hälfte des Brustbeins, stellen Sie die Schultern senkrecht darüber und drücken Sie die Ellenbogen durch, um effektive Herzdruckmassagen durchzuführen. Bei größeren Kindern können beide Hände verwendet werden.
15	Das Brustbein nun 30 x ca. ein Drittel (4-5 cm altersadaptiert) tief eindrücken in einer Frequenz von 100-120 pro Minute und nach jeder Kompression völlig entlasten, ohne den Kontakt zu verlieren.
16	Geben Sie 2 Atemspenden.
17	Führen Sie die Wiederbelebungsmaßnahmen wie beschrieben fort bis der Rettungsdienst/Notarzt eintrifft, und zwar im Wechsel von 30 Herzdruckmassagen und 2 Atemspenden. Unterbrechen Sie nur, wenn das Kind sich aktiv bewegt oder eindeutige Lebenszeichen zeigt. Suchen Sie nicht nach einem Puls.

Wichtig!

Für ausgebildetes medizinisches Fachpersonal und geschulte First-Responder (z. B. Sanitätshelfer, Betriebssanitäter) gilt bei der Herz-Lungen-Wiederbelebung von Säuglingen und Kindern bis zur pubertären Entwicklung folgender Rhythmus: 15 zu 2!

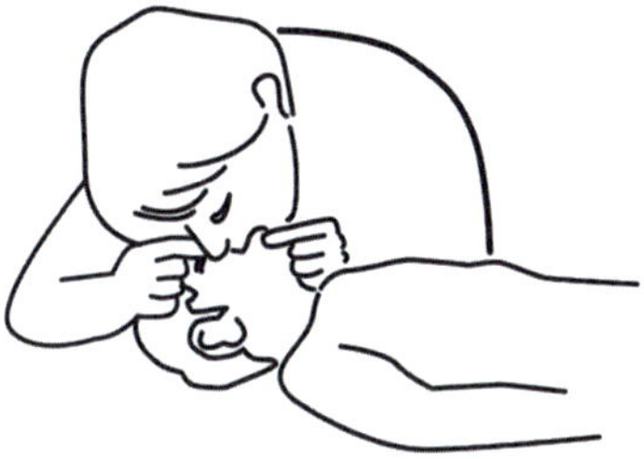

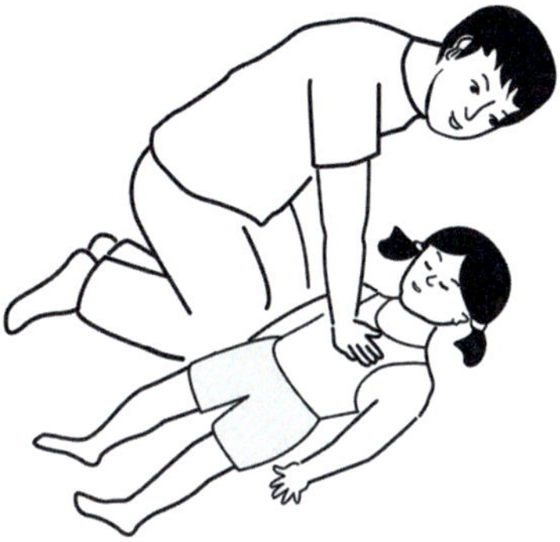

Bild 5: *Zum Beatmen wird mit Daumen und Zeigefinger der an der Stirn befindlichen Hand die Nase des Kindes verschlossen.*

Bild 6: *Abwechselnd 30 x Herzdruckmassage, 2 x Atemspende (geschulte Ersthelfer 15 x Herzdruckmassage, 2 x Atemspenden).*

Wichtig!

Wenn sich der Brustkorb bei der Beatmung nicht sichtbar hebt, prüfen Sie:

- Ist die Nase (bei Mund-zu-Mund-Beatmung) verschlossen?
- Befindet sich der Kopf in der korrekten Position (neutral beim Säugling, leicht überstreckt beim Kind)?
- Ist das Kinn angehoben?
- Umschließen Sie Mund bzw. Nase luftdicht?
- Besteht der Verdacht auf eine Fremdkörperverlegung?

Falls die Mund-zu-Mund-Beatmung nicht möglich ist, dann kann die Beatmung Mund-zu-Nase werden: Verschließen Sie den Mund des Kindes und beatmen Sie über die Nase.

Laien sollen keinen Puls tasten!

Wenn die Beatmung trotz der Korrekturen nicht gelingt, führen Sie unbedingt kontinuierlich Herzdruckmassagen durch.

Bauchverletzung / starke Bauchschmerzen

Kinder geben Schmerzen häufig als „Bauchweh“ an, auch wenn die eigentliche Ursache an einer anderen Körperstelle liegt. Je jünger das Kind, desto schwieriger kann es den Schmerzort benennen. So können z. B. ein Stoß am Kopf, ein Insektenstich am Fuß oder auch seelische Belastungen wie Stress oder Angst als Bauchschmerzen beschrieben werden. Oft hilft zunächst beruhigende Zuwendung und eine ruhige Umgebung. Es gibt kein sicheres Patentrezept, um harmlose von ernsthaften Erkrankungen eindeutig zu unterscheiden. Ein medizinischer Notfall – und nur dieser wird hier beschrieben – zeigt sich vor allem durch bestimmte Warnzeichen.

Anzeichen

Folgende Anzeichen können auf eine ernsthafte Ursache von Bauchschmerzen hinweisen und erfordern eine schnelle medizinische Abklärung bzw. den Notruf:

- Prellungen oder sichtbare Verletzungen am Bauch oder Rücken – insbesondere nach einem Sturz oder Schlag
- Harte oder deutlich angespannte Bauchdecke – das Kind lässt Berührungen kaum zu
- Starke oder anhaltende Bauchschmerzen, oft mit gekrümmter Schonhaltung
- Verschlechternder Allgemeinzustand – das Kind wirkt blass, kraftlos, ungewöhnlich ruhig oder sehr unruhig
- Offene Wunden oder Blutungen im Bauchbereich
- Hinweise auf eine mögliche Blinddarmentzündung, z. B.:
    - zunächst wellenartige Schmerzen in der Bauchmitte
    - später starke Schmerzen im rechten Unterbauch
    - Fieber, Appetitlosigkeit, Übelkeit, Erbrechen, Durchfall

Handeln	
1	Notruf/Rettungsdienst alarmieren oder durch Helfer alarmieren lassen. D: 112 | AT: 144 | CH: 144
2	Den Betroffenen ansprechen, beruhigen.
3	Bewahren Sie selbst Ruhe!
4	Decken Sie eine offene Bauchverletzung mit sterilen Kompressen ab und fixieren Sie diese. Sind durch die Wunde Bauchorgane ausgetreten, dürfen diese niemals zurückgedrückt werden – stattdessen steril abdecken.
5	Decken Sie den Verletzten zu und kümmern Sie sich um ihn.
6	Lassen Sie das Kind so liegen, wie es sich am wohlsten fühlt. Liegt es auf dem Rücken, dann legen Sie etwas Weiches unter die Knie, damit die Beine leicht angewinkelt sind. Das entspannt die Bauchdecke und lindert meist die Schmerzen.
7	Achten Sie auf seine Vitalfunktionen (► „Atemkontrolle“).

Wichtig!

Lassen Sie das Kind nichts essen oder trinken. Geben Sie keine Medikamente – sie können Beschwerden verschleiern.

Vorgehen bei leichteren Bauchschmerzen

- Lassen Sie das Kind sich hinlegen und eine bequeme Position einnehmen. Bei Atembeschwerden den Oberkörper mit einem Kissen leicht hochlagern.
- Stellen Sie eine Schüssel bereit, falls das Kind sich erbrechen muss. Wärme kann Schmerzen lindern.
- Informieren Sie die Eltern über die Beschwerden.
- Verschlechtern sich die Schmerzen, treten zusätzliche Warnzeichen auf (z. B. Fieber, starkes Erbrechen oder Durchfall, harte/aufgeblähte Bauchdecke, sehr blasse Haut oder auffälliges Verhalten) bzw. wirken die Beschwerden weiterhin ernst, rufen Sie umgehend den Rettungsdienst/Notarzt.

Bewusstlosigkeit

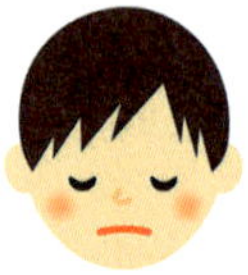

Anzeichen

Nicht ansprechbares / nicht weckbares Kind

Prüfen Sie zunächst, ob für Sie als Ersthelfer eine Gefahr besteht. Liegt eine Gefährdung vor, klären Sie, ob Sie die Gefahrquelle sicher beseitigen oder umgehen können.

Beurteilen Sie anschließend, ob das Kind oder die betroffene Person selbst in Gefahr ist. Befindet sich das Kind in einer Gefahrenzone, bringen Sie es – soweit ohne Eigengefährdung möglich – in einen sicheren Bereich.

Erst wenn Sie selbst und die Betroffenen nicht mehr unmittelbar gefährdet sind, beginnen Sie mit den Erste-Hilfe-Maßnahmen.

Handeln	
1	Das Kind ansprechen und anfassen. Lässt sich das Kind so nicht wecken, die weiteren Schritte durchführen.
2	Um Hilfe rufen!
3	Notruf/Rettungsdienst alarmieren oder durch Helfer alarmieren lassen. D: 112 | AT: 144 | CH: 144

Handeln	
4	Achten Sie auf ein altersangepasstes Vorgehen bei der Atemwegskontrolle. Situativ wird der Kopf zur Atemwegseröffnung vorsichtig nach hinten geneigt und das Kinn angehoben. Bei Säuglingen gelten Besonderheiten: Wegen des im Verhältnis großen Hinterkopfes, werden die Atemwege am sichersten bei Säugling durch die sogenannte Schnüffelposition offengehalten. Dabei liegt der Kopf in einer neutralen bis leicht angehobenen Position, als würde das Kind an einer Blume „schnüffeln" - ein Überstrecken des Halses muss unbedingt vermieden werden, da es den Atemweg verschließen kann.
5	▶ „Atemkontrolle" durchführen Entfernen Sie nur sichtbare lose Fremdkörper aus dem Mundraum. Keine blinde Manipulation im Mundraum vornehmen – dies kann Schleimhautverletzungen und Schwellungen verursachen, was die Atemwege zusätzlich verengt.
6	Keine normale Atmung: ▶ „Herz-Lungen-Wiederbelebung" durchführen
7	Normale Atmung: stabile ▶ „Seitenlage" für Kinder durchführen

Wichtig!

Wenn offensichtlich Fremdkörper die Atemwege blockieren, räumen Sie den Mund des Kindes vor der Atemkontrolle aus. Beachten Sie Ihren Eigenschutz und benutzen Sie dabei Einmalhandschuhe.

Notfallsituationen

Blutungen (stark) am Arm und/oder Bein

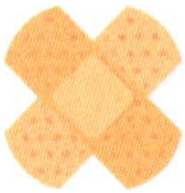

Anzeichen

- Sich verschlechternder Allgemeinzustand
- Sichtbare äußere (spritzende) Blutungen

Schauen Sie zuerst, ob für Sie selbst Gefahr besteht. Wenn ja, versuchen Sie die Gefahr nur dann zu beseitigen, wenn Sie das ohne Risiko für sich tun können.

Prüfen Sie als nächstes, ob Gefahr für das Kind/die Betroffenen besteht. Befindet sich das Kind oder die betroffene Person in Gefahr, bringen Sie diese vorsichtig an einen sicheren Ort.

Erst wenn Sie und die Verletzten außer unmittelbarer Gefahr sind, beginnen Sie mit den Erste-Hilfe-Maßnahmen.

Handeln	
1	Beachten Sie Ihren Eigenschutz! Ziehen Sie und Ihre Helfer sich Einmalhandschuhe an.
2	Das Kind/die betroffene Person wird zur Sicherheit auf den Rücken gelegt.
3	Üben Sie parallel zum vorherigen Punkt einen direkten, kräftigen Druck auf die blutende Wunde aus. Ein Abdrücken von Arterien am Oberarm oder der Leiste wird heute nicht mehr empfohlen.

Handeln	
4	Ein weiterer Helfer legt eine sterile Kompresse auf die Wunde und umwickelt diese mit einem Verbandpäckchen.
5	Ein zweites Verbandpäckchen wird geschlossen direkt über dem Wundbereich als Druckpolster aufgelegt.
6	Jetzt muss der Helfer dieses Druckpolster mit dem restlichen Material des ersten Verbandpäcken umwickeln. Die Blutzufuhr soll nicht abgebunden werden, der Druck soll jedoch ausreichend sein, um die Blutung zu stoppen.
7	Das Endes des Verbandpäcken über dem Druckpolster anschließend mit Pflasterstreifen fixieren oder verknoten.
8	Wenn kein Hinweis auf Verletzungen oder innere Blutungen von Kopf, Brust, Bauch, Wirbelsäule, Becken oder Knochenbrüche einer/beider Beine bestehen, kann beim Kind/betroffener Person zur Kreislaufstabilisierung eine Schocklagerung durchgeführt werden, hierzu werden beide Beine leicht erhöht 20-30° gelagert. Enge Kleidung sollte gelockert werden und ein Wärmeerhalt mit einer Decke unter und über dem Kind/betroffenen Person durchgeführt werden.
9	Notruf/Rettungsdienst alarmieren oder durch Helfer alarmieren lassen. D: 112 | AT: 144 | CH: 144
10	Bis zum Eintreffen des Rettungsdienstes kontinuierlich Bewusstsein und Atmung prüfen.

Wichtig!

Versuchen Sie nicht, in einer Wunde steckende Fremdkörper zu entfernen, da die Verletzung und die Blutung dadurch noch schlimmer werden können.

Blutungen (stark) am Arm und/oder Bein

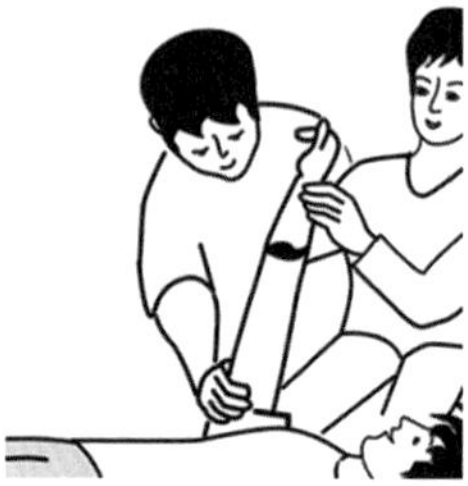

Bild 1: *Ein Helfer übt direkten Druck auf die Wunde aus, ein zweiter Helfer legt einen Druckverband an.*

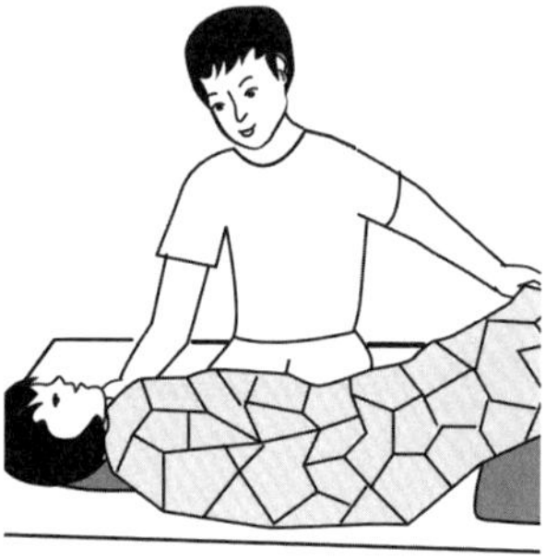

Bild 2: *Schocklagerung und das Kind zudecken.*

Brustkorbverletzung

Anzeichen

- Prellungen, offenen Wunden
- Atemnot, Angstgefühl, Schockzeichen
- Abhusten von hellrotem schaumigen Blut
- Bläuliche Finger, bläuliches Gesicht

Schauen Sie zuerst, ob für Sie selbst Gefahr besteht. Wenn ja, versuchen Sie die Gefahr nur dann zu beseitigen, wenn Sie das ohne Risiko für sich tun können.

Prüfen Sie als nächstes, ob Gefahr für das Kind/die Betroffenen besteht. Befindet sich das Kind oder die betroffene Person in Gefahr, bringen Sie diese vorsichtig an einen sicheren Ort.

Erst wenn Sie und die Verletzten außer unmittelbarer Gefahr sind, beginnen Sie mit den Erste-Hilfe-Maßnahmen.

Handeln	
1	Notruf/Rettungsdienst sofort alarmieren oder durch Helfer alarmieren lassen. Es besteht Lebensgefahr! D: 112 | AT: 144 | CH: 144
2	Beachten Sie Ihren Eigenschutz, ziehen Sie Einmalhandschuhe an.
3	Bewahren Sie Ruhe.
3	Sprechen Sie das Kind an und beruhigen Sie es.

Handeln	
4	Setzen Sie das Kind aufrecht hin und geben Sie ihm Halt, indem es sich anlehnen kann. Wenn Sie es bewegen oder aus einem Gefahrenbereich transportieren müssen, fassen Sie das Kind unter den Achseln – vermeiden Sie dabei, den Brustkorb zu umfassen oder zusammenzudrücken.
5	Sterile Kompressen oder saubere Tücher auf eine mögliche Wunde aufbringen, mit Pflasterstreifen fixieren oder festhalten.
6	Für Frischluft sorgen.
7	Bei Bewusstlosigkeit: stabile ► „Seitenlage“ Bei einer Verletzung des Brustkorbs kann es dem Kind/dem Betroffenen helfen, vorsichtig auf die verletzte Seite gelegt zu werden. So bewegt sich die verletzte Seite weniger, und das Atmen fällt oft leichter.

Wichtig!

Fremdkörper in der Wunde belassen!

Erfrierungen

Anzeichen

- Anfängliches Hautkribbeln
- Bei Erfrierungen sind die betroffenen Stellen anfangs meist bläulich-rot und fühlen sich kalt und taub an. Später werden sie weißgelb oder weißgrau, was auf eine deutliche Durchblutungsstörung hinweist. Absterbendes Gewebe verfärbt sich erst nach vielen Stunden schwarz.

Schauen Sie zuerst, ob für Sie selbst Gefahr besteht. Wenn ja, versuchen Sie die Gefahr nur dann zu beseitigen, wenn Sie das ohne Risiko für sich tun können.

Prüfen Sie als nächstes, ob Gefahr für das Kind/die Betroffenen besteht. Befindet sich das Kind oder die betroffene Person in Gefahr, bringen Sie diese vorsichtig an einen sicheren Ort.

Erst wenn Sie und die Verletzten außer unmittelbarer Gefahr sind, beginnen Sie mit den Erste-Hilfe-Maßnahmen.

Handeln	
1	Notruf/Rettungsdienst alarmieren oder durch Helfer alarmieren lassen. D: 112 | AT: 144 | CH: 144
2	Wenn möglich, das betroffene Kind an einen warmen Ort bringen. Ziehen Sie ihm die nasse Kleidung aus, um einen weiteren Wärmeverlust zu vermeiden. Wickeln Sie ihn in wärmende Decken ein.
3	Die erfrorenen Körperteile dürfen nicht bewegt werden, nicht warm reiben o. Ä.
4	Geben Sie dem Kind vorsichtig warme, süße Getränke zu trinken, wenn es bei Bewusstsein ist.
5	Die betroffenen Stellen mit sterilen Kompressen und Verbandpäckchen verbinden.

Wichtig!

- Die betroffenen Bereiche keiner direkten Hitze aussetzen, beispielsweise durch Wärmflaschen.
- Mit einer Erfrierung kann immer auch eine ▶ „Unterkühlung“ einhergehen. Gefahr des Bergungstods!

Notfallsituationen

Erstickungsanfall durch Fremdkörper in der Luftröhre

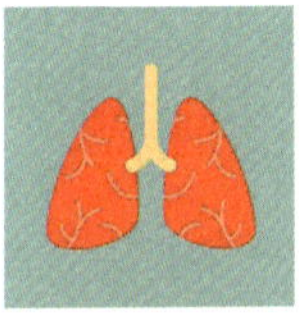

Anzeichen

- Das betroffene Kind greift sich mit der Hand an den Hals.
- Blaurot verfärbtes Gesicht
- Das Kind schnappt nach Luft, kann aber nicht einatmen.
- Es können ein starker Hustenreiz und eventuell ein pfeifendes Geräusch beim Atmen entstehen.

Reaktion beim Baby (bis zum 1. Lebensjahr)

Handeln	
1	Ruhe bewahren und Situation einschätzen
2	Prüfen Sie, ob das Baby röchelt/hustet oder die Atemwege offensichtlich verlegt/behindert sind. Legen Sie hierzu den Säugling auf Ihren Arm.

Handeln	
3	**Effektives Husten (milde Atemwegsverlegung)** Wenn das Baby hustet, keine bläuliche Haut zeigt und Luft bekommt: a) Baby beobachten – keine Intervention nötig, **engmaschig überwachen** – Baby in aufrechter Position halten – Keine Rückenschläge- oder Brustkompressionen bei effektiven Husten b) Hilfe Anfordern – Rettungsdienst alarmieren/alarmieren lassen, falls sich der Zustand verschlechtert.
4	**Ineffektiver Husten / schwerere Atemwegsverlegung** Eine schwere Atemwegsverlegung beim Baby erkennt man daran, dass das Baby nicht oder nur sehr schwach hustet, kaum hörbar atmet, zunehmend blau um Lippen oder Gesicht wird und immer kraftloser oder erschöpfter wirkt. a) Rückenschläge – Ersthelfer hält Baby mit dem Bauch nach unten auf dem Unterarm, Kopf ist tiefer als der Rumpf – Kopf und Hals dabei gut stützen • **5 kräftige Schläge** zwischen die Schulterblätter b) Brustkompressionen – wenn die Rückenschläge nicht erfolgreich sind: – Baby in Rückenlage bringen – zwei Finger auf der unteren Hälfte des Brustbeins (Sternum) positionieren – **5 kräftige Brustkompressionen** durchführen (wie bei der Herzdruckmassage) c) Maßnahmen abwechseln – Abwechselnd **5 Rückenschläge** und **5 Brustkompressionen**, bis der Fremdkörper ausgespukt wurde oder das Baby bewusstlos wird.

Handeln	
5	**Baby ist bewusstlos / Atemstillstand.** • das Baby sofort auf eine harte Unterlage legen (z. B. Fussboden). • Notruf sofort absetzen / absetzen lassen falls noch nicht erfolgt. • Wiederbelebung beginnen – Atemwege öffnen, nach sichtbaren Fremdkörper schauen – nur entfernen, wenn eindeutig sichtbar – keine zusätzliche Schleimhautreizung durch unsachgemäße Manipulation des Mund-Rachen-Raums verursachen. – 5 initiale Beatmungen durchführen Anschließend im Wechsel 30 Brustkompressionen: 2 Beatmungen, durchführen bis der Rettungsdienst/Notarzt eintrifft oder das Baby wieder adäquat atmet.
5	Notruf/Rettungsdienst alarmieren oder durch Helfer alarmieren lassen. D: 112 | AT: 144 | CH: 144

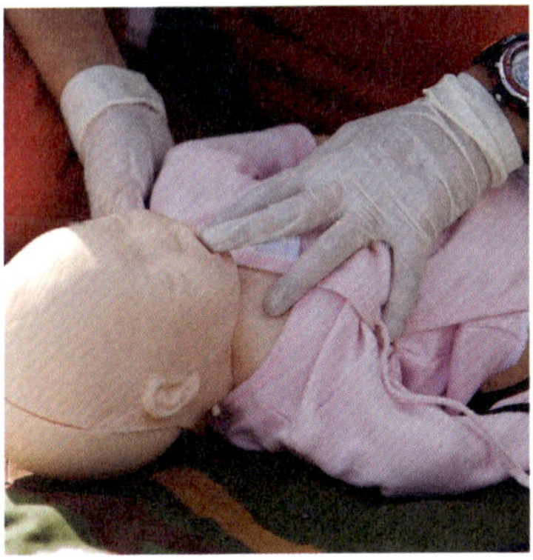

Bild 1: *Zunächst Mundraum kontrollieren.*

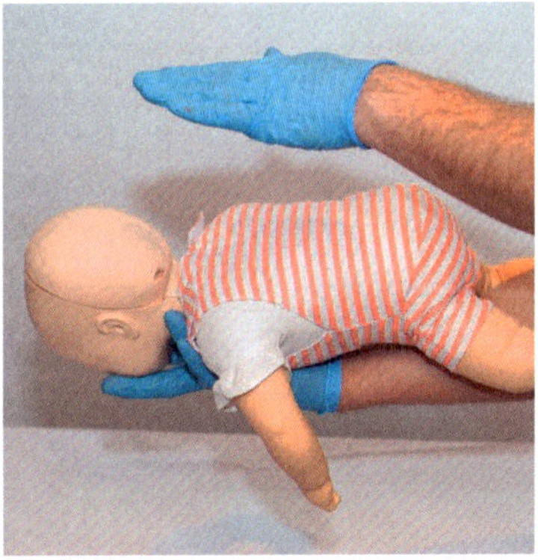

Bild 2: *Kopf nach unten halten und Kinn abstützen. 5 kräftige Schläge auf den Rücken geben.*

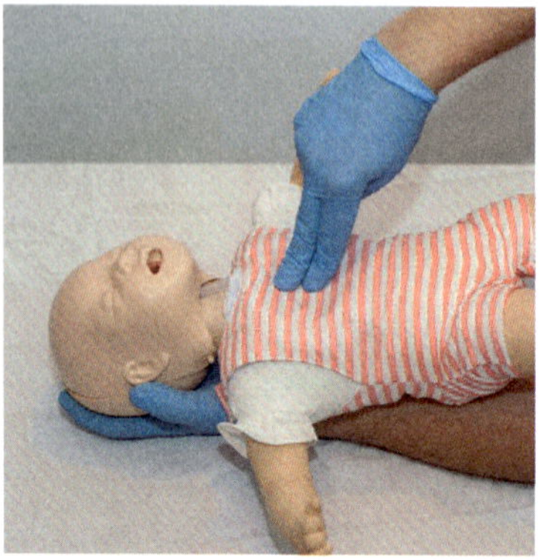

Bild 3: *Wenn das nichts hilft: 5 x kräftig mit 2 Fingern auf Brustbein drücken.*

Reaktion beim Kind (ab 1 Jahr)

Handeln	
1	Ruhe bewahren!
2	**Bei jüngeren Kindern:** Das betroffene Kind soll seinen Oberkörper über den Oberschenkel des Ersthelfers legen, Kopf nach unten. Dann schlagen Sie mit der flachen Hand zwischen die Schulterblätter und bringen Sie es zum Husten.
3	**Bei älteren Kindern:** Das betroffene Kind soll seinen Oberkörper vornüberbeugen. Schlagen Sie kräftig zwischen die Schulterblätter und bringen Sie das Kind zum Husten. Alternativ knien Sie sich mit aufgestelltem Bein neben dem Kind hin.
4	Tritt keine Besserung ein, umfassen Sie das Kind mit beiden Armen von hinten. Machen Sie eine Faust und legen Sie diese unterhalb des Brustbeins in den Oberbauchbereich.
5	Nun mit der anderen Hand die Faust umfassen und ruckartig 5 Bauchkompressionen durchführen (das sog. Heimlich-Manöver).

Handeln	
6	Abwechselnd **5 Rückenschläge** und **5 Bauchkompressionen**, durchführen bis der Fremdkörper ausgespukt wurde oder das Kind bewusstlos wird
7	Bei Atemstillstand ▶ „Herz-Lungen-Wiederbelebung" durchführen.

Wichtig!

- Ein Kind, das, wenn auch mit Schwierigkeiten, atmet und hustet, soll weiterhusten und überwacht werden.
- Falls das Husten ineffektiv ist oder wird, rufen Sie sofort Hilfe.
- Das sog. „Heimlich-Manöver" sollte die äußerste Maßnahme darstellen. Niemals üben!

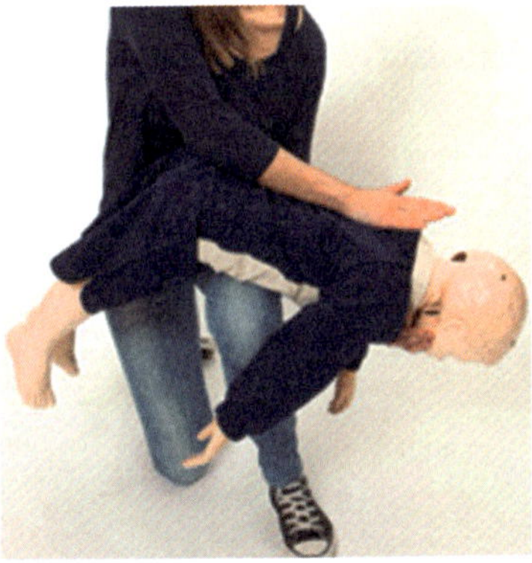

Bild 4: *Der Betroffene soll seinen Oberkörper über den Oberschenkel legen. Kopf nach unten. Dann schlagen Sie mit der flachen Hand zwischen die Schulterblätter.*

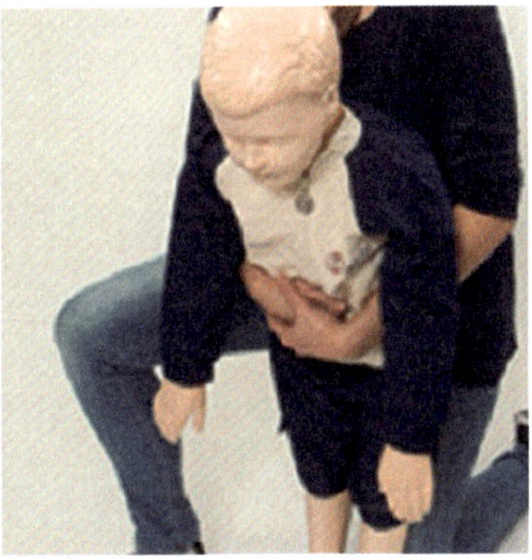

Bild 5: *Das sogenannte Heimlich-Manöver sollte die äußerste Maßnahme darstellen. Es kann Organverletzungen hervorrufen. Niemals üben!*

Ertrinken

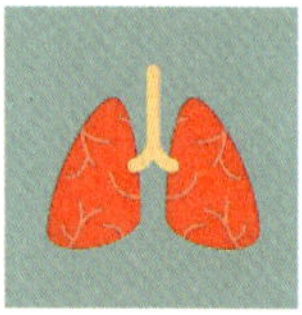 

⚠	**Achten Sie immer zuerst auf Ihren Eigenschutz!** Das Retten aus Gewässern gehört grundsätzlich **nicht** zu den Aufgaben eines Ersthelfers
	In unbekannten und/oder großen Gewässern besteht Lebensgefahr!
	Setzen Sie **sofort den Notruf** ab.
	Wenn möglich, werfen Sie der Person eine **Rettungsleine**, einen **Rettungsring** oder eine andere **Auftriebshilfe** zu, ohne selbst ins Wasser gehen zu müssen.

Handeln	
1	**Sofort Notruf absetzen**: Rettungsdienst D: 112 | AT: 144 | CH: 144 alarmieren und genauen Standort durchgeben! Machen Sie andere auf sich aufmerksam, diese sollen die Rettungskräfte einweisen.
2	**Eigenschutz!** Retten aus Gewässern ist nicht Aufgabe des Ersthelfers. Nur wenn Sie es sich wirklich zutrauen, springen Sie hinterher. In unbekannten und/oder großen Gewässern besteht für Sie Lebensgefahr.
3	Konnte die Person bzw. das Kind mit einer Rettungsleine, einem Rettungsring oder einer Auftriebshilfe ans Ufer gebracht werden, ziehen Sie es vorsichtig aus dem Wasser. Lagern oder tragen Sie das Kind in einer stabilen Position, halten Sie die Atemwege frei.
4	Kind ansprechen/anfassen, Atmung prüfen und mit Handtüchern oder einer Decke wärmen.

Handeln	
5	Keine normale Atmung: ▶ „Herz-Lungen-Wiederbelebung“ durchführen.
6	Stabile Atmung: stabile ▶ „Seitenlage“. Atmung kontrollieren.

Wichtig!

- Entgegen weit verbreiteten Irrtümern muss bei einer aus dem Wasser geretteten Person kein „Wasser aus der Lunge gedrückt“ oder „ausgepumpt“ werden. Diese Maßnahmen sind wirkungslos und gefährlich. Entscheidend sind Atemkontrolle und ggf. sofortige Wiederbelebung.
- Ein Kind sollte nach einer Beinahe-Ertrinkung unbedingt ärztlich untersucht werden, auch wenn es zunächst wieder normal wirkt. Es kann Wasser eingeatmet haben, was später zu einer Lungenschädigung oder Atemproblemen führen kann.

Fremdkörperverletzung (Auge)

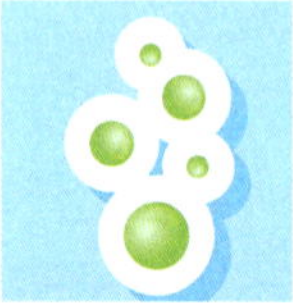

Anzeichen

- Augenreiben
- Schmerzen im Auge, Unbehagen, Augenrötung, Tränenfluss, verschwommenes Sehen

Handeln	
1	Das Kind sollte sich aufrecht hinsetzen und den Kopf ruhig halten.
2	Mit Daumen und Zeigefinger die Augenlider vorsichtig spreizen.
3	Fremdkörper am Oberlid: Wenn ein Fremdkörper sichtbar ist, das Oberlid vorsichtig über die Wimpern des Unterlids ziehen. Beim anschließenden Öffnen des Auges wird der Fremdkörper meistens durch die Unterlidwimpern abgestreift.
4	Fremdkörper im Unterlid: Unterlid sanft nach vorne ziehen und den Fremdkörper vorsichtig entfernen, sofern er gut sichtbar und oberflächlich ist.
5	Wichtig Lässt sich der Fremdkörper nicht entfernen, ist schmerzhaft, sitzt fest (Pfählungsverletzung) oder reibt weiterhin im Auge: Situativ Fremdkörper fixieren, beide Augen abdecken und den Notruf absetzen!

Wichtig!

- Ist ein großer Fremdkörper im Auge, diesen nicht entfernen.
- Beruhigen Sie das Kind und legen Sie eine Augenkompresse oder sterile Wundauflage auf das verletzte Auge.
- Verbinden Sie beide Augen, da sich bei Bewegung des gesunden Auges das verletzte unweigerlich mitbewegt.
- Alarmieren Sie den Rettungsdienst der das Kind in eine Kinderklinik oder zu einem Augenarzt transportiert.

Fremdkörperverletzung (Körper)

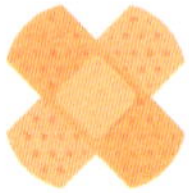
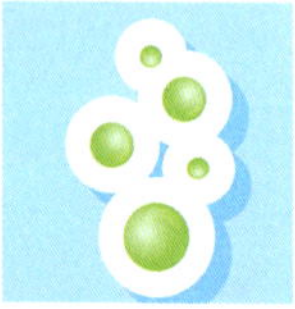

Anzeichen

- Sichtbarer oder vermuteter Fremdkörper in einer Wunde
- Blutung, Schmerzen, Schwellung, Bewegungseinschränkung, Gefühlsstörungen

Handeln	
1	Eigenschutz beachten, Einmalhandschuhe anziehen.
2	Das Kind beruhigen.
3	Notruf/Rettungsdienst alarmieren oder durch Helfer alarmieren lassen. D: 112 | AT: 144 | CH: 144
4	Wichtig: Fremdkörper immer steckenlassen! Gefahren bei Entfernung: Vergrößerung der Wunde, starke Blutung, Abbrechen eines Teiles in der Wunde,
5	Fremdkörper z. B. mit zwei Verbandpäckchen sichern. Diese ohne Druck auf den Fremdkörper fixieren!
6	Betroffenes Körperteil ruhig halten, bis Rettungsdienst eintrifft.

Wichtig!

Befindet sich ein Fremdkörper in der Nase oder im Ohr – häufig bei Kindern –, darf er nur entfernt werden, wenn dies ohne Verletzungsgefahr möglich ist. Eine Entfernung mit einer Pinzette ist ausschließlich dann sinnvoll, wenn der Gegenstand gut sichtbar, leicht erreichbar und sicher von außen zu fassen ist. Sitzt der

Fremdkörper tiefer, steckt in Weichteilen fest, ist schlecht zu greifen oder verursacht Schmerzen: **Keine Manipulation – ärztliche Behandlung erforderlich**.

Hitzschlag

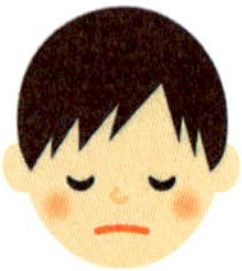 

Anzeichen

- Trockene, rote bis blass-graue Haut, heiß bei Berührung
- Benommenheit, Verwirrtheit oder Orientierungslosigkeit
- Schläfrigkeit, ungewöhnliche Müdigkeit oder verlangsamte Reaktionen

Handeln	
1	Das Kind ansprechen und vorsichtig berühren, um Reaktion und Zustand zu prüfen..
2	Bringen Sie das betroffene Kind in den Schatten. Legen Sie kühle, aber nicht eiskalte Tücher auf Stirn, Achsel und Leisten, um den Körper schonend zu kühlen.
3	Prüfen Sie den Bewusstseinszustand des Kindes.
4	Bei Bewusstlosigkeit Notruf/Rettungsdienst alarmieren oder durch Helfer alarmieren lassen. D: 112 | AT: 144 | CH: 144 Handeln Sie nach Standardschema (▶ „Atemkontrolle“, ▶ „Seitenlage“, ▶ „Herz-Lungen-Wiederbelebung“).
5	Bei Bewusstsein: Oberkörper leicht erhöht lagern und das Kind beruhigen.
6	Betroffenes Kind überwachen und betreuen bis der Rettungsdienst eintrifft.

Wichtig!

Ein Hitzschlag ist die gefährlichste Form der Überhitzung. Er kann bei intensiver Bewegung, direkter Sonne oder hoher Belastung in Sommerhitze entstehen. Er ist lebensbedrohlich!

Personen mit Hitzschlag und/oder Sonnenstich niemals in kaltes Wasser eintauchen (z. B. kalte Badewanne, See). Plötzliche starke Kälte kann den Kreislauf massiv belasten und zu Schock oder Herzrhythmusstörungen führen. Die Kühlung muss kontrolliert und schonend erfolgen.

Hyperventilation

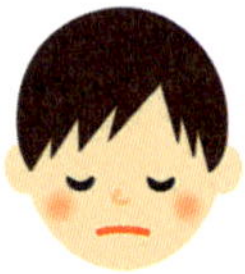 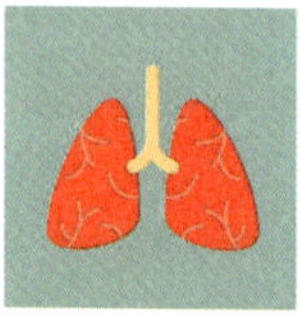

Anzeichen

- Schnelle, tiefe und unregelmäßige Atmung
- Benommenheit, Schwindel
- Angst, Panik, starke innere Unruhe
- Kribbeln oder Krämpfe in Händen und Füßen, „Pfötchenstellung“ der Hände

Handeln	
1	Sprechen Sie das betroffene Kind an und berühren Sie es vorsichtig, um eine Reaktion und den Zustand zu prüfen.
2	Mit dem Kind aus der Belastungssituation gehen – ruhiger Ort, wenig Reize.
3	Stressfaktoren beseitigen, ruhig erklären, was nun passiert. Kind/Betroffenen anleiten, langsamer zu atmen: z. B. „Einatmen …, ausatmen …, ganz ruhig …“
4	Atemberuhigung unterstützen: • langsames, bewusstes Atmen anleiten • gemeinsame Atemrhythmen („Mit mir zusammen langsam atmen…“) • evtl. Hände auf Bauch legen lassen, um die Atmung zu spüren • Lippenbremse („wie durch einen Strohhalm ausatmen“) nutzen

Handeln	
5	Keine Besserung oder Zweifel an der Ursache Notruf/Rettungsdienst alarmieren oder durch Helfer alarmieren lassen. D: 112 | AT: 144 | CH: 144 (Wichtig, weil eine Hyperventilation Symptome anderer ernster Erkrankungen imitieren kann.)

Wichtig

Grundsätzlich wird keine Plastiktüte zur Rückatmung mehr eingesetzt! Es ist nicht mehr zeitgemäß und birgt Risiken. Die sichere Erste-Hilfe-Maßnahme ist Atemberuhigung ujnd Ausschalten der Stressfaktoren!

Knochenbruch

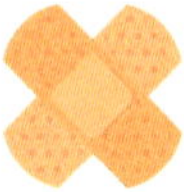

Anzeichen

- Schmerzen, Schwellung, Fehlstellung, ungewöhnliche Beweglichkeit, Taubheits- oder Kribbelgefühle, eventuell sichtbarer Knochen bei offenen Brüchen.
- Der Betroffene kann in einen Schockzustand geraten: blasse Haut, kalter Schweiß, Unruhe, Benommenheit oder wechselnder Bewusstseinszustand.
- Ein Bruch kann – außer bei eindeutig offenem Bruch – nur durch eine Röntgenaufnahme sicher bestätigt oder ausgeschlossen werden!

Schauen Sie zuerst, ob für Sie selbst Gefahr besteht. Wenn ja, versuchen Sie die Gefahr nur dann zu beseitigen, wenn Sie das ohne Risiko für sich tun können.

Prüfen Sie als nächstes, ob Gefahr für das Kind/die Betroffenen besteht. Befindet sich das Kind oder die betroffene Person in Gefahr, bringen Sie diese vorsichtig an einen sicheren Ort.

Erst wenn Sie und die Verletzten außer unmittelbarer Gefahr sind, beginnen Sie mit den Erste-Hilfe-Maßnahmen.

Handeln	
1	Das Kind ansprechen und beruhigen.
2	Um Hilfe rufen!
3	Notruf/Rettungsdienst alarmieren oder durch Helfer alarmieren lassen. D: 112 | AT: 144 | CH: 144
4	Offener Bruch: Benutzen Sie Einmalhandschuhe. Versorgen Sie die Wunde mit einer sterilen Kompresse/einem Verbandpäckchen. Üben Sie aber keinen Druck auf den Bereich aus.
5	Geschlossener Bruch: Um Schwellungen zu vermeiden, können Sie den betroffenen Bereich vorsichtig kühlen (Eisbeutel o. Ä., aber nicht direkt auf die nackte Haut legen, immer eine Kompresse oder ähnliches dazwischenlegen, Gefahr von Erfrierung!).
6	Bruchbereich ruhigstellen.
7	Wenn kein Hinweis auf Verletzungen oder innere Blutungen von Kopf, Brust, Bauch, Wirbelsäule, Becken oder Knochenbrüche einer/beider Beine bestehen, kann beim Kind/bei der betroffenen Person zur Kreislaufstabilisierung eine ▶ „Schocklagerung" durchgeführt werden. Hierzu werden beide Beine leicht erhöht 20-30° gelagert. Enge Kleidung sollte gelockert werden und ein Wärmeerhalt mit einer Decke unter und über dem Kind/der betroffenen Person durchgeführt werden.

Kopf(platz)wunde/Kopfverletzung

Anzeichen

- Es ist wichtig zu wissen, dass eine äußerliche Wunde zwar stark blutet, aber meist nur einen kleinen Riss darstellt. Gefährlicher ist eine etwaige innere Verletzung („Erschütterung") des Gehirns, woher der Begriff „Gehirnerschütterung" stammt.
- Anzeichen sind Übelkeit, Schwindel, Erbrechen, Verwirrtheitszustände, Bewusstseinsstörungen und im schlimmsten Falle die Reanimationspflichtigkeit.
- Beobachten Sie daher alle Kopfverletzten, lassen Sie ein evtl. betroffenes Kind nicht alleine laufen und/oder am Straßenverkehr teilnehmen.
- Sollte es zu o. g. Symptomen (innerhalb von 24 Stunden noch mgl.) kommen, rufen Sie auf jeden Fall den Rettungsdienst! D: 112 | AT: 144 | CH: 144
- Es kann eine innere Blutung vorliegen. Rufen Sie daher immer den Rettungsdienst D: 112 | AT: 144 | CH: 144, wenn Sie ein Kind mit Kopfverletzung haben.

Schauen Sie zuerst, ob für Sie selbst Gefahr besteht. Wenn ja, versuchen Sie die Gefahr nur dann zu beseitigen, wenn Sie das ohne Risiko für sich tun können.

Prüfen Sie als nächstes, ob Gefahr für das Kind/die Betroffenen besteht. Befindet sich das Kind oder die betroffene Person in Gefahr, bringen Sie diese vorsichtig an einen sicheren Ort.

Erst wenn Sie und die Verletzten außer unmittelbarer Gefahr sind, beginnen Sie mit den Erste-Hilfe-Maßnahmen.

Handeln	
1	Das Kind ansprechen/berühren und für Ruhe sorgen.
2	Um Hilfe rufen!
3	Bewusstsein prüfen.
3	Notruf/Rettungsdienst alarmieren oder durch Helfer alarmieren lassen. D: 112 | AT: 144 | CH: 144
4	Nicht ansprechbar: Atemkontrolle durchführen. Wenn keine normale Atmung: ▶ „Herz-Lungen-Wiederbelebung“. Wenn normale Atmung: Stabile ▶ „Seitenlage“ anwenden; lagern Sie das Kind auf seiner unverletzten Seite.
5	Ansprechbar: Das Kind beruhigen, hinlegen und seinen Kopf und Oberkörper erhöht lagern. Legen Sie eine sterile Kompresse auf die Wunde und verbinden Sie die Wunde.
6	Falls aus der Nase oder aus dem Ohr Blut tritt, so lagern, dass es abfließen kann.

Wichtig!

Da Kopfverletzungen stark bluten können, müssen Sie, um die Blutung zu stillen, fest auf die Kompresse drücken. Legen Sie gegebenenfalls eine weitere Kompresse auf und üben Sie weiter Druck aus.

Notfallsituationen

Krampfanfall/Epilepsie

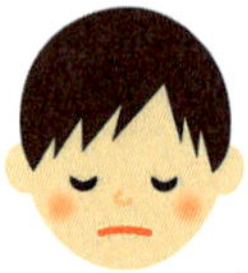

Anzeichen

- Plötzliches Stürzen oder Kollabieren
- Muskelzuckungen, Verkrampfungen oder starke Steifigkeit der Arme und Beine
- Vermehrter Speichelfluss, Bewusstlosigkeit, ggf. Einnässen

Handeln	
1	Wenn möglich, das Kind beim Sturz abfangen. Räumen Sie die Umgebung des Kindes frei. Schützen Sie seinen Kopf mit Polstern.
2	Um Hilfe rufen!
3	Notruf/Rettungsdienst alarmieren oder durch Helfer alarmieren lassen. D: 112 | AT: 144 | CH: 144
4	Das Kind während des Anfalls nicht festhalten und nichts in den Mund stecken.
5	Wenn die Krämpfe vorüber sind, ist das Kind möglicherweise bewusstlos. Nach Ende des Krampfes und andauernder Bewusstlosigkeit den Betroffenen in die stabile ► „Seitenlage“ bringen.
6	Nach einem Krampf fühlt sich das Kind vielleicht benommen und verhält sich seltsam, oder es fällt in einen tiefen Schlaf. Bewusstsein, Atmung und Kreislauf überwachen.

Wichtig!

Ein hirnbedingter Krampfanfall muss immer im Krankenhaus untersucht werden. Entweder liegt die chronische Erkrankung „Epilepsie“ oder ein sog. „symptomatischer Anfall“ vor, der jedem passieren kann, z. B. durch Schlafmangel, hohen Stresspegel.

Bei Kindern kann ein spontaner und starker Fieberanstieg zu einem Fieber-Krampfanfall führen. Rufen Sie immer den Rettungsdienst!

Versuchen Sie nicht, das Kind auf den Boden zu drücken oder es zu bewegen.

Nasenbluten

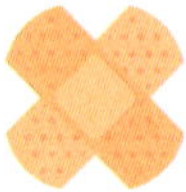

Handeln	
1	Eigenschutz beachten, Einmalhandschuhe anziehen! Das Kind ansprechen und vorsichtig berühren. Reagiert das Kind nicht, so sind weitere Schritte der Ersten-Hilfe einzuleiten: Nicht ansprechbar: Atemkontrolle durchführen. Wenn keine normale Atmung: ▶ „Herz-Lungen-Wiederbelebung“. Wenn normale Atmung: Stabile ▶ „Seitenlage“ anwenden
2	Beruhigen Sie das Kind.
3	Das Kind soll seinen Kopf leicht nach vorn beugen, nicht in den Nacken legen. Das Blut aus der Nase soll nach vorn abfließen. Kind über ein Waschbecken, Handtuch oder Eimer beugen.
4	Legen Sie dem Kind ein nasses, kaltes Tuch, Kältepackungen oder Eisbeutel in den Nacken. Denken Sie an den Kälteschutz – Gefahr der Erfrierung bei direkter Auflage auf der Haut.

Wichtig!

- Nichts in die Nase stopfen (keine Watte, Taschentücher etc.). Blut muss frei ablaufen können.
- Bei starken oder länger anhaltenden Blutungen → Rettungsdienst rufen.
- Kältepackungen niemals direkt auf die Haut legen – immer in ein Tuch wickeln, um Erfrierungen zu vermeiden.
- Bei Verdacht auf Nasenbeinbruch: Schwellungen können die Atmung beeinträchtigen. Das Kind sollte ärztlich untersucht werden. Vorgehen vor Ort bleibt gleich: Beugen, beruhigen, kühlen.

Schock

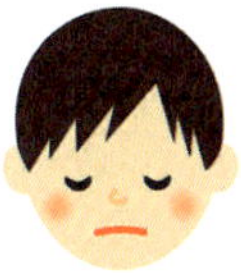

Anzeichen

Lebensbedrohliche Situation!

Ein Schock ist eine akute, lebensbedrohliche Kreislaufstörung. Durch Blutverlust (z. B. starke äußere oder innere Blutung) oder Gefäßweitstellung (z. B. anaphylaktischer Schock) steht dem Körper zu wenig zirkulierendes Blut und damit zu wenig Sauerstoff zur Verfügung. Gehirn, Herz und Lunge werden nicht mehr ausreichend versorgt. Ohne schnelle Behandlung kann ein Schock zum Herz-Kreislauf-Stillstand führen

Merkmale einer Schocksituation!

- Haut: blass, kalt, schweißig
- Verhalten: unruhig, ängstlich, verwirrt
- Kreislauf: schneller Puls, flache Atmung
- Starke Schmerzen
- Anhaltender Blutverlust oder Verdacht auf innere Blutung

Bei Kindern zeigt sich ein Schock durch blasse, kalte und schweißige Haut sowie eine deutlich schnellere Atmung und einen schnellen Puls. Kinder können entweder sehr unruhig wirken oder plötzlich ungewöhnlich still und teilnahmslos werden. Sie wirken schlapp, reagieren verzögert oder zeigen Verwirrtheit. Auch bläuliche Lippen oder Fingernägel sind ein Warnzeichen. Bestehen anhaltende Blutungen oder starke Schmerzen, muss immer an einen Schock gedacht werden. Da Kinder lange stabil wirken können, ist eine plötzliche Verschlechterung besonders ernst zu nehmen

Schauen Sie zuerst, ob für Sie selbst Gefahr besteht. Wenn ja, versuchen Sie die Gefahr nur dann zu beseitigen, wenn Sie das ohne Risiko für sich tun können.

Prüfen Sie als nächstes, ob Gefahr für das Kind/die Betroffenen besteht. Befindet sich das Kind oder die betroffene Person in Gefahr, bringen Sie diese vorsichtig an einen sicheren Ort.

Erst wenn Sie und die Verletzten außer unmittelbarer Gefahr sind, beginnen Sie mit den Erste-Hilfe-Maßnahmen.

Handeln	
1	Das betroffene Kind erst ansprechen/anfassen, einen Schock erkennen.
2	Ständige Betreuung und Zuwendung sind mit das Wichtigste. Mögliche Schockursachen beseitigen, wie etwa größere Blutungen stillen oder Brandwunden mit Wasser abkühlen.
3	Das Kind in Rückenlage auf eine Decke legen und beruhigen. Sorgen Sie für Ruhe.
4	Wenn kein Hinweis auf Verletzungen oder innere Blutungen von Kopf, Brust, Bauch, Wirbelsäule, Becken oder Knochenbrüche einer / beider Beine bestehen, kann beim Kind / betroffener Person zur Kreislaufstabilisierung eine Schocklagerung durchgeführt werden, hierzu werden beide Beine leicht erhöht 20-30° gelagert. Enge Kleidung sollte gelockert werden und ein Wärmeerhalt mit einer Decke unter und über dem Kind / betroffenen Person durchgeführt werden.
5	Notruf/Rettungsdienst alarmieren oder durch Helfer alarmieren lassen. D: 112 | AT: 144 | CH: 144
6	Vitalfunktionen kontrollieren.

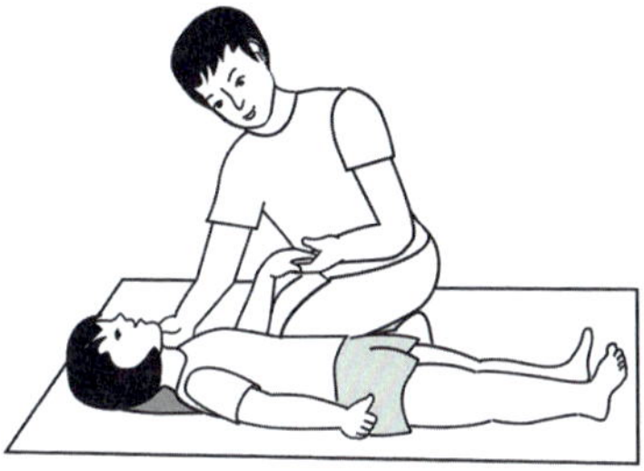

Bild 1: *Das Kind in Rückenlage auf eine Decke legen und beruhigen.*

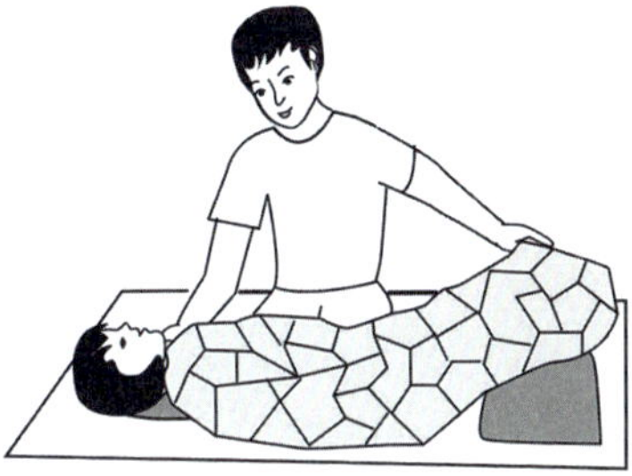

Bild 2: *Die Beine hochlegen und das Kind zudecken.*

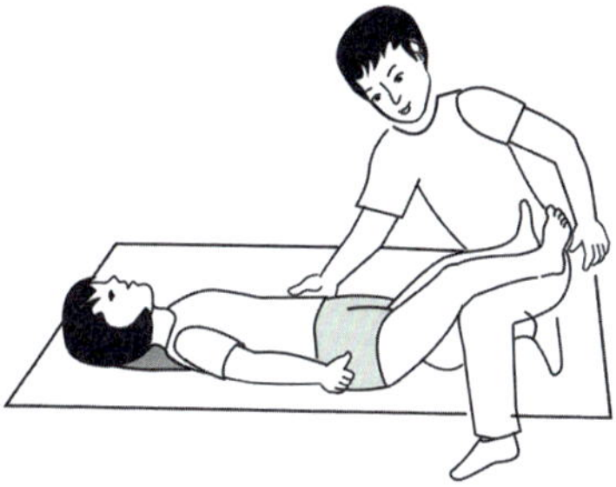

Bild 3: *Alternativ können Sie die Beine des Kindes auch über Ihre eigenen legen.*

Sonnenstich

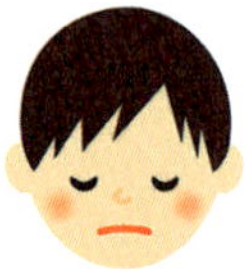

Anzeichen

- Der Sonnenstich unterscheidet sich von anderen Hitzeschäden dadurch, dass nicht der gesamte Körper, sondern zunächst nur der Kopf betroffen ist.
- Dies kann zu einem entzündlichen Prozess führen, der sich in Kopfschmerzen, Übelkeit, Erbrechen, Schwindel und Nackensteifigkeit manifestiert.
- Weiteres Anzeichen: hochroter Kopf
- Wichtig: Die Anzeichen können auch erst Stunden nach der Sonnenexposition eintreten!

Handeln	
1	Das Kind ansprechen/anfassen.
2	Ggf. betroffenes Kind in kühlen, schattigen Bereich bringen.
3	Oberkörper am Boden hochlagern. Kühle, aber keine eiskalten Getränke geben. Enganliegende Kleidung öffnen. Kühle Tücher auf Stirn, Achseln und Leisten legen.
4	Notruf/Rettungsdienst alarmieren oder durch Helfer alarmieren lassen: D: 112 | AT: 144 | CH: 144
5	Betroffenes Kind überwachen und betreuen!

Wichtig!

Bei Bewusstlosigkeit handeln Sie nach Standard (► „Atemkontrolle“, ► „Seitenlage“, ► Herz-Lungen-Wiederbelebung).

Stromschlag

 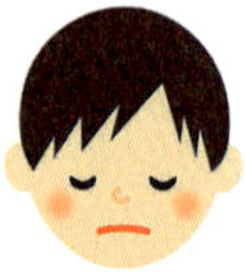

Anzeichen

Hochspannung: bspw. Blitzschlag/Fahrleitungsdrähte von Straßen- und Eisenbahnen; Gefahr, dass bei geringem Abstand der Strom überspringt (ohne Berührung!)

Niedrigspannung: Haushalts- und Starkstrom wie bspw. in Küchengeräten, Steckdosen bzw. auf Baustellen

Bei Hochspannung

	Eigenschutz beachten
	Schutz des Betroffenen beachten
	Gefahrenzone weiträumig absperren

Handeln	
1	Notruf/Rettungsdienst und Feuerwehr alarmieren oder durch Helfer alarmieren lassen. **Hinweis Hochspannungsfall!** D: 112 | AT: 144 | CH: 144
2	Unter keinen Umständen der Unglücksstelle nähern. Den Gefahrenbereich weiträumig absichern (Abstand mind. 50 bis 100 m) und auf die Feuerwehr warten!

Bei Niedrigspannung

⚠	Eigenschutz beachten
	Schutz des Betroffenen beachten
	Gefahrenzone absperren

Handeln	
1	Notruf/Rettungsdienst und Feuerwehr alarmieren oder durch Helfer alarmieren lassen. **Hinweis Niedrigspannungsfall!** D: 112 | AT: 144 | CH: 144
2	Stromkreislauf unterbrechen durch Ziehen des Netzsteckers oder Ausschalten der Hauptsicherung. Gegen Wiedereinschalten sichern.
3	Prüfen Sie Bewusstsein, Atmung und Kreislauf des betroffenen Kindes. Bei Bewusstlosigkeit stabile ▶ „Seitenlage", bei Atemstillstand ▶ „Herz-Lungen-Wiederbelebung" durchführen.
4	Mögliche Wunden und Verbrennungen versorgen.
5	Warten auf Rettungsdienst und Feuerwehr.

Wichtig!

- Berühren Sie unter keinen Umständen betroffene Kinder oder andere Personen, die noch Kontakt zu einer Stromquelle haben.
- Unterbrechen Sie den Kontakt, indem Sie die Hauptsicherung (Residual Current Device RCD, bekannt unter Fehlerstromschutzschalter FI) abschalten.

Unterkühlung

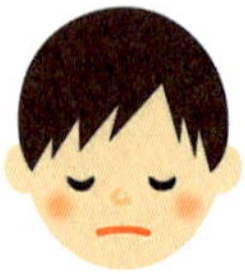

Anzeichen

- Frühe Anzeichen: starkes Zittern, kalte und blasse Haut, Teilnahmslosigkeit, zunehmende Schläfrigkeit
- Später: Muskelsteifheit, kaum oder kein Zittern mehr, Bewusstlosigkeit – akuter Notfall

Handeln	
1	Das Kind ansprechen und anfassen.
2	Notruf/Rettungsdienst alarmieren oder durch Helfer alarmieren lassen. D: 112 | AT: 144 | CH: 144
3	Bei Bewusstseinseintrübung: Kind so wenig wie möglich bewegen (Gefahr: Bergungstod!), zudecken (ggf. mit eigener Kleidung), Wind abweisen; nasse Kleidung vorsichtig ausziehen.
4	Ansprechbar: Lagerung wie vorgefunden.
5	Nicht ansprechbar: stabile ► „Seitenlage“ für Kinder durchführen
6	Nicht ansprechbar und keine normale Atmung: ► „Herz-Lungen-Wiederbelebung“ durchführen

Wichtig!

- Vermeiden Sie soweit wie möglich die Bewegung bei bewusstseinseingetrübten Personen, da dies zum sog. Bergungstod führen kann!
- Bergungstod: Kaltes Blut aus Armen und Beinen strömt bei Bewegung zurück zum Herz und kann dort einen Herzstillstand auslösen.

Unterzuckerung

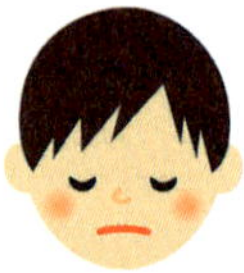

Anzeichen

Anzeichen einer Unterzuckerung bei Kindern

- Plötzliche Blässe, Kaltschweißigkeit
- Heftiges Zittern, Schwäche
- Hunger, Übelkeit
- Unruhe, Reizbarkeit, „komisches Verhalten“
- Konzentrationsstörungen, Müdigkeit
- Verwirrtheit, undeutliche Sprache
- Krampfanfälle oder Bewusstlosigkeit in schweren Fällen

Handeln	
1	Das Kind ansprechen und anfassen.
2	Bewusstlos/Bewusstseinseintrübung: Notruf/Rettungsdienst alarmieren oder durch Helfer alarmieren lassen. D: 112 | AT: 144 | CH: 144
3	Atemkontrolle durchführen. Ist die Atmung vorhanden, bringen Sie das Kind in eine altersentsprechende stabile ► „Seitenlage“. Bei Atemstillstand ► „Herz-Lungen-Wiederbelebung“ durchführen.
4	Bei vollständigem Bewusstsein: Das Kind sollte unverzüglich Kohlenhydrate (Traubenzucker, Süßgetränke …) zu sich nehmen, sofern Schlucken problemlos möglich ist. Nach Besserung ggf. weitere Hilfe ersuchen.

Wichtig!

Jeder Mensch kann unterzuckern, wenn er zu wenig Zucker über Nahrung oder Getränke aufnimmt. Bei einer Unterzuckerung braucht der Körper schnell Energie, am besten durch zuckerhaltige Getränke oder leicht schluckbare Süßigkeiten.

Viele vermeintliche „Kreislaufprobleme“ haben ihren Ursprung in einer Unterzuckerung. Deshalb sollte man bei solchen Situationen – wenn das Kind sicher schlucken kann – immer zuckerhaltige Getränke geben, um den Blutzucker rasch anzuheben. Achtung: Nur geben, wenn das Kind wach und schluckfähig ist, sonst besteht Erstickungsgefahr.

Verätzung der Augen

Anzeichen

Verätzungen am Auge sind ein medizinischer Notfall. Schon kleinste Mengen von Säuren oder Laugen können das Auge schwer schädigen. Deshalb müssen die Anzeichen schnell erkannt und sofort gehandelt werden.

- Starke Schmerzen im Auge
- Sehstörungen
- Starker Tränenfluss
- Schwellung des Augenlids oder des Auges
- Rötung des Auges
- Auge kann kaum oder überhaupt nicht geöffnet werden

Schauen Sie zuerst, ob für Sie selbst Gefahr besteht. Wenn ja, versuchen Sie die Gefahr nur dann zu beseitigen, wenn Sie das ohne Risiko für sich tun können.

Prüfen Sie als nächstes, ob Gefahr für das Kind/die Betroffenen besteht. Befindet sich das Kind oder die betroffene Person in Gefahr, bringen Sie diese vorsichtig an einen sicheren Ort.

Erst wenn Sie und die Verletzten außer unmittelbarer Gefahr sind, beginnen Sie mit den Erste-Hilfe-Maßnahmen.

Handeln	
1	Achten Sie auf Eigenschutz und beruhigen Sie das betroffene Kind bzw. Person. Einmalhandschuhe schützen nicht vor ätzenden Substanzen – beachten Sie dies und tragen möglichst Säureschutzhandschuhe!
2	Um Hilfe rufen!
3	Das betroffene Kind soll sich setzen.
4	Am einfachsten spült man das betroffene Auge, indem man das Kind/die betroffene Person direkt zum Wasserhahn bzw. zur Dusche führt und dauerhaft viel klares Wasser über das betroffene Auge laufen lässt. Alternativ können auch andere Gefäße mit ausreichend klarem Wasser benutzt werden. Der Kopf des Verletzten wird zur Seite geneigt, damit das gesunde Auge geschützt bleibt. Versuchen Sie die Augenlider vorsichtig offenzuhalten.
5	Notruf/Rettungsdienst alarmieren oder durch Helfer alarmieren lassen. D: 112 | AT: 144 | CH: 144
6	Waschen Sie anschließend Ihre Hände. Decken Sie beide Augen mit sterilen Kompressen zu und fixieren Sie diese. Betreuen Sie das Kind/die betroffene Person, bis der Rettungsdienst eintrifft.

Verätzung der Haut

Anzeichen

Verätzungen der Haut sind akute Verletzungen durch Säuren oder Laugen und müssen sofort behandelt werden. Typische Anzeichen sind:

- Starke Schmerzen
- Rötung
- Schwellung
- Brennen
- Blasenbildung z. T.
- Ätzender Geruch an Kleidung oder Haut

Handeln	
1	Beachten Sie an der Unfallstelle Ihren Eigenschutz. Gegebenenfalls die Fenster öffnen.
2	Kleidungsstücke, an denen Lauge oder Säure ist, entfernen. Beachten Sie dabei Ihren Eigenschutz! Benutzen Sie bspw. säureresistente Handschuhe.
3	Die betroffenen Körperstellen unter kühlem und fließendem Wasser sorgfältig spülen, bis die Schmerzen nachlassen.
4	Beachten Sie, dass beim Spülen die gesunde Haut nicht zusätzlich mit dem von der betroffenen Stelle abfließenden Wasser verätzt wird.
5	Verbinden Sie die Wunde mit sterilen Kompressen und Verbandmaterial.

Handeln	
6	Notruf/Rettungsdienst alarmieren oder durch Helfer alarmieren lassen. Mitteilen, um welche chemische Substanz es sich handelt. D: 112 | AT: 144 | CH: 144

Wichtig!

- Entfernen Sie – falls möglich – kontaminierte Kleidung.
- Wenn kein Wasser zur Verfügung steht, tupfen Sie die betroffene Hautstelle vorsichtig mit einem einmal verwendeten sauberen Tuch ab.
- Merken Sie sich den Namen der chemischen Substanz und teilen Sie diese beim Absetzen des Notrufes mit.
- Schützen Sie sich selbst: Tragen Sie geeignetes Schutzhandschuhmaterial (z. B. Gummi), und vermeiden Sie das Einatmen von Dämpfen oder Aerosole.

Verätzung Magen/Darm, Speiseröhre und Mund

Handeln	
1	Achten Sie auf Eigenschutz! Kein Erbrechen auslösen – beim Erbrechen wirken die ätzende Substanz und die Magensäure erneut auf Mund und Speiseröhre ein – das macht die Verätzung deutlich schlimmer.
2	Beruhigen Sie das Kind. Bei ätzenden oder schäumenden Substanzen niemals etwas trinken lassen – Flüssigkeit verteilt das Gift weiter und kann Erbrechen auslösen, wodurch eine zweite, schwerere Verätzung entsteht.
3	Notruf/Rettungsdienst alarmieren oder durch Helfer alarmieren lassen. D: 112 | AT: 144 | CH: 144 Mitteilen, um welche chemische Substanz es sich handelt!
4	Rufen Sie in solchen lebensbedrohlichen Situationen nicht selbstständig beim Giftnotruf an – wertvolle Zeit geht verloren!

Wichtig!

- Wenn das Kind beatmet werden muss: Nur mit Beatmungsmaske beatmen!
- Ohne Beatmungsmaske: keine Beatmung – nur Herzdruckmassage mit Handschuhen!

Verbrennung/Verbrühung

Anzeichen

- Verbrennungen 2. Grades: starke Rötung und Blasenbildung
- Verbrennungen 3. Grades: Gewebe schwarz (nekrotisch)/grauweiß, meist schmerzfrei, hohes Schockrisiko

Handeln	
1	Beachten Sie Ihren Eigenschutz, stellen Sie sicher, dass Sie sich nicht selbst an der Hitzequelle verletzen.
2	Flammen am Menschen löschen: • Brennende Kleidung mit einer nicht entflammbaren Decke ersticken. • Alternativ mit Wasser oder einem Wasser-/Schaumfeuerlöscher löschen. • Pulverfeuerlöscher nur im Notfall, da Atemwege zusätzlich gereizt werden könnten.
3	Brandwunden kühlen (Schmerzlinderung) • Verbrennungen bis Grad 2a (Rötung, intakte Blasen), sofort kühlen (Beachte: dies nur bis zu einer maximalen 10% verbrannter Körperoberfläche). • Mit lauwarmen (ca. 20°) Leitungswasser (keine Einswürfel oder eiskaltes Wasser verwenden, Gefahr zusätzlicher Gewebeschädigung) • Dauer: 10-20 Minuten, v. a. zur Schmerzlinderung

Handeln	
4	Betroffene schützen • Nasse und lose Kleidung vorsichtig entfernen, eingebrannte und festklebende Kleidung nicht entfernen. • Schmuck im Wundbereich entfernen, Gefahr einer Hitzestauung (z. B. Ring, Uhr, etc.) • Verletzte Haut mit nicht anhafteten Material wie einer Rettungsdecke oder sterilem Verbandstuch abdecken. Ziel: Infektionsrisiko vermeiden und verletztes Hautareal vor Luftzug schützen (schmerzlindernd). • Keine Salben o. Ä. auf Brandwunden auftragen.
5	Notruf/Rettungsdienst alarmieren oder durch Helfer alarmieren lassen. D: 112 | AT: 144 | CH: 144
6	Wenn kein Hinweis auf Verletzungen oder innere Blutungen von Kopf, Brust, Bauch, Wirbelsäule, Becken oder Knochenbrüche einer/beider Beine bestehen, kann beim Kind/betroffener Person zur Kreislaufstabilisierung eine ▶ „Schocklagerung“ durchgeführt werden, hierzu werden beide Beine leicht erhöht 20-30° gelagert. Enge Kleidung sollte gelockert werden und ein Wärmeerhalt mit einer Decke unter und über dem Kind/der betroffenen Person durchgeführt werden.
7	Vitalfunktionen überwachen, Bewusstsein und Atmung prüfen. Bei Bewusstlosigkeit stabile ▶ „Seitenlage“, bei Atemstillstand ▶ „Herz-Lungen-Wiederbelebung“ durchführen.

Wichtig!

- Eingebrannte Kleidungsstücke, dies gilt auch für sonstige am Körper anhaftende Materialien, niemals entfernen, da dies die Haut noch stärker schädigen kann.
- Achten Sie darauf, dass das Kind nicht auskühlt.
- Leichte, kleine Verbrennungen können Sie wie bisher unter Leitungswasser kühlen.
- Brandwunden nicht berühren, Brandblasen nicht öffnen und keine Salben auftragen. Infektionsgefahr!
- Bei Schockanzeichen, wenn keine Kontraindikationen bestehen, die Beine 20-30° erhöht lagern.

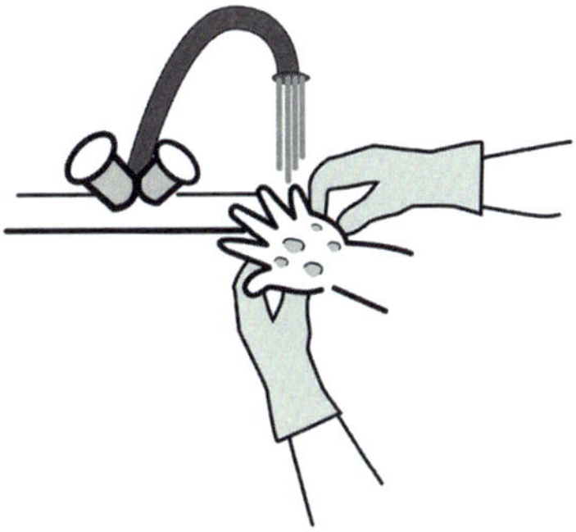

Bild 1: *Brandwunden mit lauwarmen Wasser abkühlen. Brandblasen nicht öffnen.*

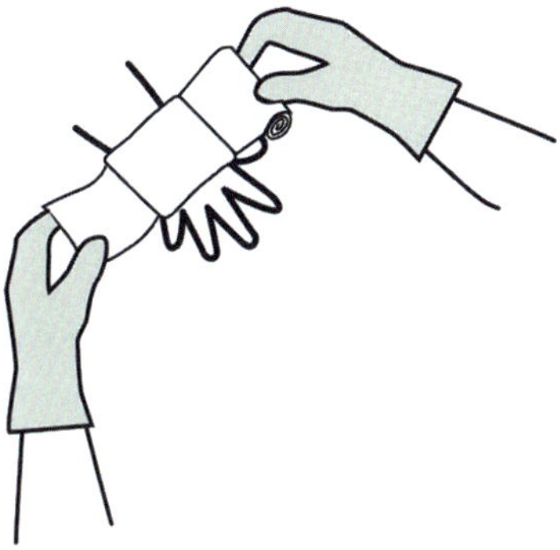

Bild 2: *Um die Wunde vor Infektionen zu schützen, bedecken Sie diese nach dem Kühlen mit einem Verbandtuch.*

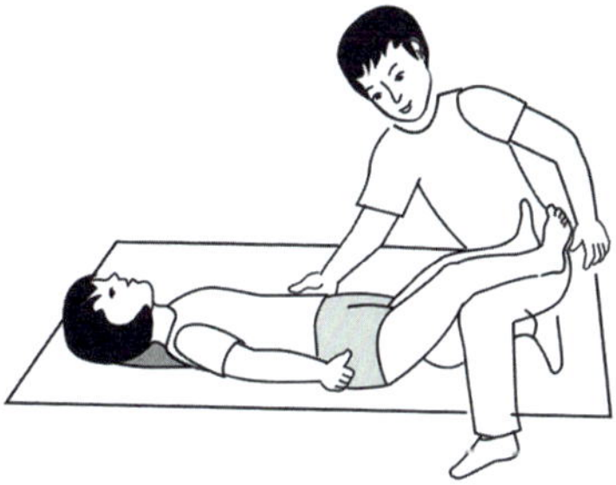

Bild 3: *Wenn Schockgefahr besteht, bringen Sie das Kind in die Schocklage.*

Vergiftung (Gas)

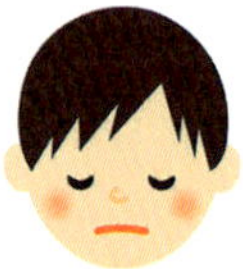

Anzeichen

- Kopfschmerzen
- Übelkeit
- Erbrechen
- Bewusstlosigkeit

Handeln	
1	Beachten Sie Ihren Eigenschutz, Gase können in geschlossenen Räumen explosiv sein. Äußerste Vorsicht bei Rauch- und Gasgeruch.
2	Notruf/Rettungsdienst alarmieren oder durch Helfer alarmieren lassen. D: 112 | AT: 144 | CH: 144
3	Bringen Sie das betroffene Kind an die frische Luft.
4	Den Betroffenen ansprechen/anfassen. Bewusstsein und Atmung prüfen. Bei Bewusstlosigkeit stabile ► „Seitenlage“, bei Atemstillstand ► „Herz-Lungen-Wiederbelebung“ durchführen.

Wichtig!

- Seien Sie sehr vorsichtig bei Kohlendioxid! Es ist farb- und geruchlos und kann in hohen Konzentrationen innerhalb kürzester Zeit zu Bewusstlosigkeit/Tod führen, ohne dass Betroffene vorher etwas bemerken.
- Unternehmen Sie in geschlossenen Räumen keine Rettungsversuche. Lebensgefahr! Warten Sie dann auf die Feuerwehr.
- Der Eigenschutz geht vor!

Vergiftung (Haushaltsmittel, Medikamente, Pflanzen …)

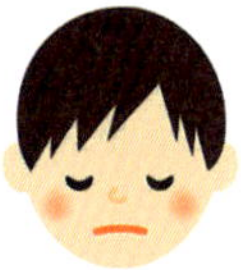

Anzeichen

- Bauchschmerzen, Übelkeit, Erbrechen, Durchfall
- Juckreiz, Schwellung, Ausschlag
- Atem- und Kreislaufbeschwerden, Schwindel, Krämpfe, Schweißausbrüche
- Bewusstseinstrübung, Atem- und Kreislaufstillstand

Handeln	
1	Beachten Sie Ihren Eigenschutz, benutzen Sie Handschuhe, bei Beatmung eine Beatmungsmaske.
2	Das Kind ansprechen/anfassen. Bewusstsein und Atmung prüfen. Bei Bewusstlosigkeit stabile ► „Seitenlage“, bei Atemstillstand ► „Herz-Lungen-Wiederbelebung“ durchführen.
3	Notruf/Rettungsdienst alarmieren oder durch Helfer alarmieren lassen. D: 112 | AT: 144 | CH: 144 Teilen Sie mit, um welche Vergiftung es sich handelt.
4	Ist das Kind bei Bewusstsein, kann eine Lagerung nach Wunsch erfolgen. Achten Sie auf einen ausreichenden Wärmeerhalt beim Kind.
5	Rufen Sie nicht selbstständig den Giftnotruf an, wertvolle Zeit kann verloren gehen.

Wichtig!

Was können Sie den Betroffenen abfragen? Angaben für den Rettungsdienst/Notarzt:

- Welches Gift / welche Mischung / Konzentration?
- Wie viel Gift wurde eingenommen?
- Wann wurde das Gift eingenommen?
- Alter und Gewicht?

Bei oralen Vergiftungen nur dann Wasser oder ungesüßten Tee schluckweise geben, wenn das Kind/die betroffene Person wach und schluckfähig ist – und keine schäumenden oder ätzenden Substanzen aufgenommen wurden.

Bei ätzenden oder schäumenden Substanzen niemals etwas trinken lassen – Flüssigkeit verteilt das Gift weiter und kann Erbrechen auslösen, wodurch eine zweite, schwerere Verätzung entsteht.

Wirbelsäulenverletzung / Sturz aus großer Höhe

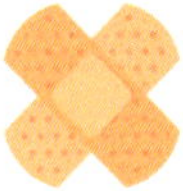

Anzeichen

- Rückenschmerzen, Bewegungseinschränkungen, Taubheitsgefühle
- unkontrollierter Stuhl- und Urinabgang, Atemnot

Handeln	
1	Beruhigen Sie das Kind und sagen Sie ihm, dass es sich nicht bewegen soll.
2	Notruf/Rettungsdienst alarmieren oder durch Helfer alarmieren lassen. D: 112 | AT: 144 | CH: 144
3	Bewegen Sie das Kind nur, wenn es absolut notwendig ist. Wenn eine Bewegung unvermeidbar ist, führen Sie eine eine „Inlinestabilisierung („en bloc")" durch – so dass das Kind achsengerecht bewegt wird, ohne die Halswirbel- oder Wirbelsäule zu beugen oder zu verdrehen.
4	Ist oder wird der Betroffene bewusstlos, müssen Sie ihn in die stabile ► „Seitenlage" bringen.
5	In Seitenlage den Kopf leicht überstrecken und Kinn halten, bis der Rettungsdienst eintrifft.

Wichtig!

Wenn ein Kind auf den Nacken oder Rücken fällt und über Rückenschmerzen oder ein Stechen in irgendeinem Körperteil klagt, stabilisieren Sie es in der Position, in der Sie es vorgefunden haben.

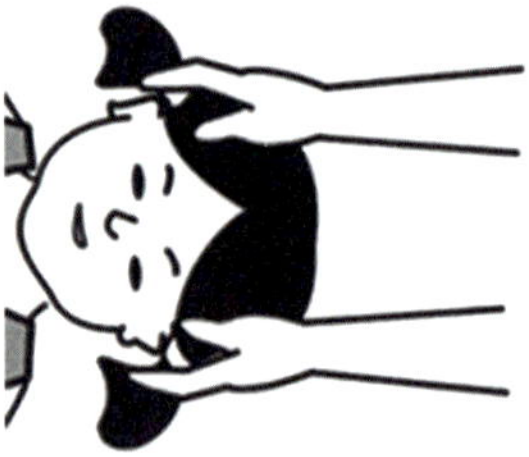

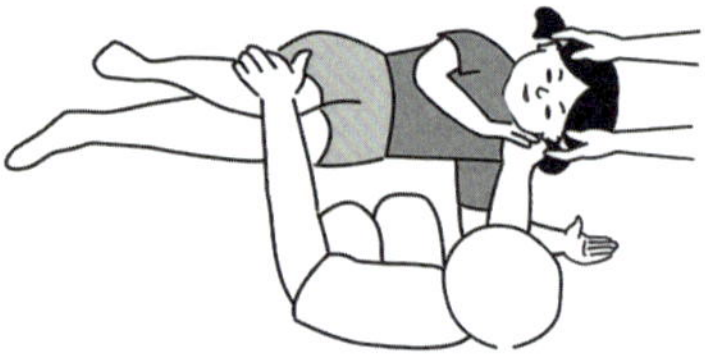

Bild 1: *Ist es notwendig, die stabile Seitenlage zu machen, versuchen Sie die Neutralstellung des Kopfes zu halten. Kopf, Nacken und Wirbelsäule werden dazu in gerader Linie ausgerichtet.*

Bild 2: *Nase und Nabel sollen eine Linie bilden. Hierzu fassen Sie den Kopf des Kindes fest mit beiden Händen über den Ohren und bringen ihn langsam in die richtige Position.*

Zahnverletzung

Handeln	
1	Grundsätzlich besteht die Möglichkeit, einen ausgeschlagenen Zahn wieder einzusetzen.
2	Am sinnvollsten ist es den Zahn in eine „Zahnrettungsbox" zu legen – sie enthält ein spezielles Nährmedium, das die Zellen an der Zahnwurzel optimal erhält. Wenn keine „Zahnrettungsbox" verfügbar ist, kann der Zahn vorübergehend in isotone Kochsalzlösung (wenn vorhanden) gelegt werden.
3	Alarmieren Sie die Eltern und lassen Sie sofort einen Zahnarzt oder eine Zahnklinik aufsuchen.

Wichtig!

- In Schulen, Kindertagesstätten und Schwimmbädern sollten Zahnrettungsboxen nicht fehlen. Bitte beachten Sie, dass diese nur begrenzt haltbar sind.
- Auch Milchzähne, die eine Wurzel besitzen, sollten gerettet werden.
- Auch abgebrochene Zähne können wieder angeklebt werden. Hier gilt die Devise: feuch halten und keine Zeit verlieren.

Zeckenstich

Handeln	
1	Die Zecke mit einer Zeckenkarte oder einen feinen Pinzette möglichst hautnah unterfassen.
2	Den Körper nicht quetschen und dann langsam gerade herausziehen.

Wichtig!

- Zecken nicht mit einer Lösung, Öl o. Ä. beträufeln
- Zecken nicht am Körper greifen
- Zecken möglichst schnell entfernen
- Zecken nicht herausdrehen, sondern herausziehen

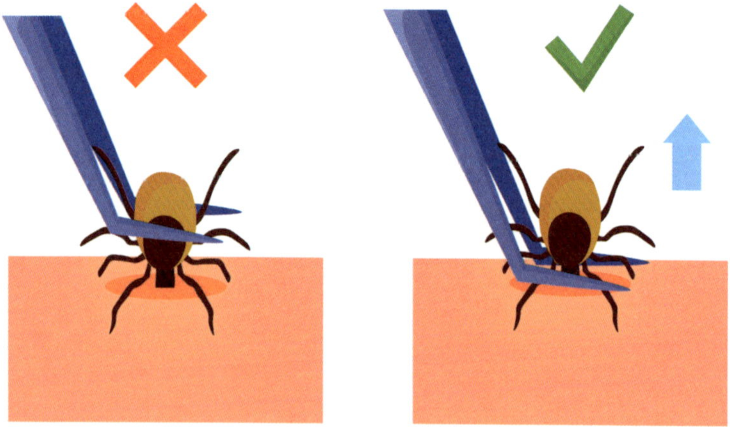

Bild 1: *Falsches und korrektes Entfernen einer Zecke.*

Regelungen für das Notfallmanagement

Notfallorganisation

Als Einrichtungsleitung müssen Sie gemäß Ihrer Gefährdungssituation und Ihren einrichtungsspezifischen Anforderungen eine entsprechende Notfallorganisation aufbauen. In Deutschland sind insbesondere diese organisatorischen Maßnahmen zu treffen:

- Verantwortlichkeiten müssen geregelt sein.
- Die vorgegebene Anzahl an Ersthelfern muss laufend verfügbar sein, d. h. auch Einteilung von Ersthelfern über die gesamte Arbeits-/Öffnungszeit.
- Klare Abläufe und Verfahrensanweisungen bei Notfällen müssen festgelegt sein.
- Meldewege festlegen, auf Alarmplänen bzw. Alarmierungsplänen festhalten und transparent machen.
- Erste-Hilfe-Einrichtungen (Verbandkasten, Sanitätsraum ...) bereitstellen.
- Alarmeinrichtungen müssen vorhanden sein (bspw. Rauchmelder).
- Unterrichten Sie Ihre Kollegen regelmäßig bzgl. Erste-Hilfe-Maßnahmen, Notfallabläufen und der Nutzung von Erste-Hilfe-Einrichtungen.
- Die Dokumentation der erfolgten Erste-Hilfe-Maßnahmen muss gesichert sein.
- Plakat „Erste Hilfe" mit Notrufnummern, Namen der Ersthelfer und Erste-Hilfe-Einrichtungen sowie Hinweisen zur Ersten Hilfe.
- Unfallanzeige an den Unfallversicherungsträger bei allen Unfällen, bei denen ein Arzt in Anspruch genommen wird.
- Dokumentation aller Erste-Hilfe-Leistungen z. B. im Verbandbuch
- Erstellen von Alarmplänen, Durchführen Probealarm
- Sicherheitsunterweisungen von Kindern und Personal
- Erstellung eines Sicherheitskonzepts

An Sachmitteln muss in jeder Einrichtung folgende Mindestausstattung vorhanden sein:

- ein Telefon oder eine andere geeignete Meldeeinrichtung, über die ein Notruf abgesetzt werden kann
- Erste-Hilfe-Material, das nach Art und Umfang mind. der DIN 13157 entspricht
- eine geeignete Liegemöglichkeit
- geeignetes Erste-Hilfe-Material für Wandertage und Ausflüge

Erste-Hilfe-Einrichtungen und die Aufbewahrungsorte von Erste-Hilfe-Material müssen durch die jeweiligen Rettungszeichen gekennzeichnet sein.

Um die Sicherheit während des Schul-/Kita-Betriebs zu gewährleisten und bei Gefahr Kinder und Personal rechtzeitig informieren und evakuieren zu können, sind technische Sicherheitseinrichtungen vorgeschrieben. Zusätzlich muss durch organisatorische Maßnahmen sowie Verhaltensvorschriften und -empfehlungen auf einen Notfall vorbereitet werden. Technische Sicherheitseinrichtungen sind z. B.

- Fluchttüren, Flucht- und Rettungswege, Panikbeschläge
- Rauchabschnittstüren, Brandabschnittstüren
- Feuerlöscher, Meldeeinrichtungen
- Rauch- und Wärmeabzugsanlagen

Bestandteile einer Sicherheitsunterweisung für Kinder können sein:

- bei Alarm das Gebäude auf dem festgelegten Fluchtweg geordnet verlassen und am Sammelplatz einfinden
- Türen zu den Klassenzimmern/Gruppenzimmern schließen
- bei Alarm nicht in verrauchte Bereiche gehen

Sicherheitseinrichtungen sind stets funktionsfähig zu halten und regelmäßig zu prüfen – Rauchabschnittstüren dürfen nicht verkeilt werden!

Meldeeinrichtungen für den Notruf

Wie bereits beschrieben ist in Deutschland nach § 21 Sozialgesetzbuch VII und § 10 Arbeitsschutzgesetz in Schulen und Kitas eine wirksame Erste Hilfe sicherzustellen. Zu den Aufgaben der Sachaufwandsträger von Schulen (= Unternehmer im äußeren Schulbereich) gehört es, die sachlichen Voraussetzungen zur Ersten Hilfe zu schaffen; Aufgabe der Schulträger (= Unternehmer im inneren Schulbereich), vertreten durch die Schulleitungen, ist die Organisation der Ersten Hilfe. Gleiches gilt für Kitas.

Während der Betriebszeiten der Einrichtung muss es an jedem Ort der Einrichtung jederzeit möglich sein, die notwendige Hilfe herbei zu holen. Dazu reicht oftmals ein Telefon mit Angabe der Notrufnummern, über die der öffentliche Rettungsdienst alarmiert werden kann (§ 25 Abs. 1 DGUV Vorschrift 1). Ein Notruf kann über folgende Einrichtungen getätigt werden:

- Amtsberechtigter Fernmeldeanschluss
- Haustelefonanlage mit zentraler Benachrichtigungsstelle
- Mobiltelefon (Notrufe über die Notrufnummern 110 und 112 sind auch ohne Entsperren z. B. durch Eingabe der PIN-Nummer möglich)

Meldeeinrichtungen befinden sich in zentraler Lage und zusätzlich in Bereichen mit erhöhter Gefahrdung (z. B. Sport- und Schwimmhalle, naturwissenschaftliche Unterrichtsräume, Werkräume und Fachräume gewerblicher Berufsfelder in berufsbildenden Schulen).

An der Meldeeinrichtung ist ein Aushang mit folgenden Rufnummern anzubringen:

- Ersthelfer
- Rettungsleitstelle/Rettungsdienst
- Ärztlicher Notdienst oder nächster Arzt
- Polizei
- Giftzentrale
- Taxizentrale

Erste Hilfe-Räume in Kitas und Schulen

Neben dem Erste-Hilfe-Material sind in größeren Betrieben Erste-Hilfe-Räume erforderlich. Diese Räume sollen weitergehenden Erste-Hilfe-Maßnahmen dienen. Für Deutschland gelten hier die Regelungen von § 25 Abs. 4 DGUV Vorschrift 1. Demnach müssen

- Betriebe, in denen mehr als 1.000 Versicherte beschäftigt sind,
- Betriebe mit mehr als 100 Versicherten, wenn Art, Schwere und Zahl der Unfälle einen gesonderten Raum für die Erste Hilfe erfordern,
- Baustellen mit mehr als 50 Versicherten

einen Erste-Hilfe-Raum haben. Für Schulen und Kitas gilt dieser Grundsatz analog. In § 25 Abs. 4 DGUV Vorschrift 1 ist zusätzlich geregelt, dass in Bildungseinrichtungen geeignete Liegemöglichkeiten oder geeignete Räume mit Liegemöglichkeit zur Erstversorgung Verletzter in erforderlicher Anzahl vorhanden sein müssen.

Die baulichen Anforderungen an Erste-Hilfe-Räume bzw. vergleichbare Einrichtungen sind in Deutschland in der ASR A4.3 geregelt. Sie sollen demnach im Erdgeschoss eingerichtet werden. Wichtig ist, dass sie mit einer Krankentrage leicht zu erreichen sind.

Die Lage der Räume soll so gewählt werden, dass Gefährdungen oder Beeinträchtigungen (durch Lärm, Stäube, Gase etc.) ausgeschlossen sind. In unmittelbarer Nähe des Raums muss sich eine Toilette befinden.

Die Räume müssen mindestens eine Grundfläche von 20 qm aufweisen. Stufen im Zugangsbereich sind zu vermeiden (besser: Rampen). Mindestens ein Waschbecken mit fließendem Wasser (warm oder kalt), ein Kommunikationsmittel (Telefon o. Ä.) sind fest zu installieren. Außerdem ist der Raum gegen Einblick von außen mit einem Sichtschutz zu versehen.

Erste-Hilfe-Räume und vergleichbare Einrichtungen sind nach Anlage 1 Punkt 4 der ASR A1.3 „Sicherheits- und Gesundheitsschutzkennzeichnung" zu kennzeichnen.

Im Sportbereich muss ein Raum mit einer Liege und einer Krankentrage nach DIN 13024 vorhanden sein. Erste-Hilfe-Einrichtungen werden mit einem weißen Kreuz auf grünem Grund gekennzeichnet.

Unterweisung in Erster Hilfe

Jeder im Kollegium muss regelmäßig – mindestens einmal jährlich – über die Erste-Hilfe-Einrichtungen und das richtige Verhalten bei Unfällen und akuten Erkrankungen im Betrieb unterwiesen werden (§ 4 DGUV Vorschrift 1).

Folgende Fragen sollten in einer Unterweisung zur Ersten Hilfe behandelt werden:

- Welche Kollegen/Personen sind Ersthelfer?
- Wo und wie soll bei einem Unfall der Notruf abgesetzt werden?
- Wem muss ich einen Unfall melden?
- Wo befindet sich Erste-Hilfe-Material?
- Was muss ich bei einem Unfall tun?
- Wie und durch wen werden die Erste-Hilfe-Leistungen dokumentiert?
- Welche Pflichten hat jeder in Bezug auf die Erste Hilfe?

Außerdem sollten – falls vorhanden – die Standorte von Erste-Hilfe-Einrichtungen wie Erste-Hilfe-Raum und Meldeeinrichtungen besichtigt werden.

Ersthelfer in der Einrichtung

Grundsätzlich obliegt der Einrichtungsleitung die Auswahl der geeigneten Ersthelfer. Dabei ist zu beachten, dass über die gesamte Öffnungszeit hinweg genügend Ersthelfer anwesend sein müssen. Für die Bestellung gibt es keine Formvorschriften. Sie sollte allerdings schriftlich erfolgen. Sinnvoll wäre es außerdem, einen entsprechenden Vermerk in die Personalakte bzw. als Ergänzung zum Arbeitsvertrag aufzunehmen.

Jeder Arbeitnehmer kann Ersthelfer werden, bei dem nicht gravierende körperliche oder psychische Gründe dagegensprechen. Denkbar wären z. B. Sicherheitsfachkräfte bzw. Sicherheitsbeauftragte. Ersthelfer kann aber nur sein, wer in Erster Hilfe ausgebildet ist. Mindestanzahl der Ersthelfer in der Einrichtung (§ 26 DGUV Vorschrift 1):

- Bei zwei bis zu 20 anwesenden Versicherten ein Ersthelfer
- Bei mehr als 20 anwesenden Versicherten in Verwaltungs- und Handelsbetrieben 5 % der Anzahl der anwesenden Versicherten, in sonstigen Betrieben 10 % der anwesenden Versicherten
- In Kindertageseinrichtungen muss je Kindergruppe ein Ersthelfer zur Verfügung stehen

Um Ersthelfer zu bleiben, ist eine Fortbildung spätestens alle 2 Jahre durch das sog. Erste-Hilfe-Training erforderlich. Beide Lehrgänge können nur durch speziell dazu ermächtigte Stellen durchgeführt werden. Die Teilnahmegebühren für den Erste-Hilfe-Lehrgang und das Erste-Hilfe-Training tragen die Unfallversicherungsträger. Die Ausbildungsträger rechnen direkt mit den Unfallversicherungsträgern ab. Die restlichen Kosten (z. B. Entgeltfortzahlung, Fahrkosten) trägt die Einrichtung.

Sonderfall: Personen mit medizinischer Qualifikation

Seit Inkrafttreten der neuen DGUV Vorschrift 1 im Oktober 2014 ist nun auch in dieser Grundlagen-Vorschrift für den betrieblichen Arbeits- und Gesundheitsschutz geregelt, dass Personen mit medizinischen Qualifikationen als Ersthelferinnen oder Ersthelfer eingesetzt werden können, ohne dass sie eine Erste-Hilfe-Grundausbildung absolviert haben. Voraussetzung ist, dass sie über eine sanitäts- oder rettungsdienstliche Ausbildung oder eine abgeschlossene Ausbildung in einem Beruf des Gesundheitswesens verfügen. Die BGW übernimmt in diesem Fall keine Kosten für die Grundausbildung.

Sofern solche Personen mit medizinischer Qualifikation regelmäßig Erste-Hilfe-Maßnahmen durchführen oder sich anders fortbilden, müssen sie auch keine weiteren Erste-Hilfe-Trainings besuchen. Ein Nachweis über die entsprechende Fortbildung hat vorzuliegen. Fehlt die praktische Erfahrung, trägt die BGW die Kosten für die notwendige Auffrischung der Kenntnisse durch eine Erste-Hilfe-Fortbildung.

Die DGUV Regel 100-001 präzisiert derzeit wie folgt, bei welchem Personenkreis Erste Hilfe zum Hauptberuf gehört:

„Personen mit sanitätsdienstlicher/rettungsdienstlicher Qualifikation sind insbesondere Rettungshelfer, Rettungssanitäter, Rettungsassistenten.

Berufe des Gesundheitswesens sind insbesondere Krankenschwestern, Krankenpfleger, Kinderkrankenschwestern, Kinderkrankenpfleger, Hebammen, Entbindungspfleger, Krankenpflegehelfer, Altenpfleger, Arzthelfer, Medizinische Bademeister, Physiotherapeuten, Schwesternhelfer, Pflegediensthelfer, Fachangestellte für Bäderbetriebe.

Approbierte Ärzte bzw. Zahnärzte können als aus- und fortgebildete Ersthelfer angesehen werden."

Automatisierte Defibrillation

Die Abkürzung AED steht für automatisierte externe Defibrillatoren. Dies sind für Laien konzipierte Geräte, die dafür sorgen, dass bei einem Patienten mit Herz-Kreislauf-Stillstand der frühestmögliche, lebensrettende Schock abgegeben wird.

Die Geräte sind durch jeden Menschen intuitiv bedienbar und leiten mittels audiovisueller Anweisungen den Ersthelfer bei der Nutzung des Gerätes und der Durchführung der lebensrettenden Herz-Lungen-Wiederbelebung (HLW) an.

Die Entscheidung, ob defibrilliert werden muss, trifft das Gerät allein und absolut zuverlässig.

Die Defibrillation hat zum Ziel, das Herzkammernflimmern in einen normalen Herzschlag zu überführen. Der Elektroschock, der bei der Defibrillation über zwei auf den Brustkorb des Patienten geklebte Elektroden verabreicht wird, bewirkt eine Gleichrichtung des flimmernden Herzens. Nach einer erfolgten Defibrillation kann das Herz wieder geordnet schlagen.

Kinderkrankheiten erkennen

Allgemeines

Zu den klassischen Kinderkrankheiten zählen neben Masern, Windpocken, Röteln, Mumps und Scharlach.

Mit Ausnahme des Scharlachs handelt es sich bei allen anderen Kinderkrankheiten um Virusinfektionen. Eine kausale Therapie ist nicht möglich. Die Therapie beschränkt sich somit auf die Behandlung der Symptome. Die Symptome sind gekennzeichnet von allgemeinen Krankheitssymptomen und Fieber. Es werden im Folgenden jeweils nur die Leitsymptome aufgeführt.

Bei den sog. klassischen Kinderkrankheiten sind dank ausgedehnter Impfprogramme die schwerwiegenden Erkrankungen wie Kinderlähmung und Diphterie fast ausgerottet worden. Leider gibt es aufgrund der Impfmüdigkeit der letzten Jahre ein „Comeback" bestimmter Erkrankungen.

Für den Umgang mit ansteckenden Krankheiten in Gemeinschafteinrichtungen wie Kitas und Schulen bildet in Deutschland das Infektionsschutzgesetz (IfSG) den rechtlichen Rahmen. Der 6. Abschnitt des IfSG „Zusätzliche Vorschriften für Schulen und sonstige Gemeinschaftseinrichtungen" (§§ 33–36) gibt vor, welche Aufgaben und Pflichten Gemeinschaftseinrichtungen wie Kitas oder Schulen, aber auch Eltern und zuständige Behörden bei Auftreten von ansteckenden Krankheiten und bei Kopflausbefall haben. Für die Umsetzung und Einhaltung der Vorschriften sind die örtlichen Gesundheitsämter zuständig.

In § 34 wird aufgelistet, bei welchen ansteckenden Krankheiten jemand im Erkrankungsfall oder bei Verdacht eine Gemeinschaftseinrichtung solange nicht besuchen darf, bis nach ärztlichem Urteil keine Ansteckungsgefahr mehr gegeben ist. Das betrifft z. B. Masern, Mumps, Keuchhusten, Scharlach und Windpocken und gilt auch bei Kopflausbefall. Für Kinder unter sechs Jahren gilt der vorübergehende Ausschluss auch, wenn sie an einem möglicherweise ansteckenden Brechdurchfall erkrankt oder dessen verdächtig sind.

Wie handeln im Verdachts- oder Krankheitsfall?

- Wenden Sie sich bei Auftreten oder Verdacht einer ansteckenden Krankheit in Ihrer Einrichtung, wie z. B. Masern, Mumps, Keuchhusten, Scharlach oder Windpocken, an das örtliche Gesundheitsamt. Die Gesundheitsämter halten Formulare bereit, aus denen genau hervorgeht, welche Angaben erforderlich sind und weitergegeben werden müssen.
- Das Gesundheitsamt informiert Sie darüber, welche Maßnahmen Sie ergreifen müssen, um weiteren Ansteckungen entgegenzuwirken.
- Das Gesundheitsamt gibt Ihnen auch Auskunft darüber, ob im konkreten Fall alle Eltern informiert werden müssen, wie z. B. bei Scharlach oder Kopfläusen.
- Informieren Sie ggf. die Eltern über Aushang und/oder Elternbrief umfassend, aber verständlich über die Krankheit, den Krankheitsverlauf, Krankheitsanzeichen, Inkubationszeit und Ansteckungswege.

Hinweise für Österreich

In Österreich basieren die Regelungen zum Infektionsschutz insbesondere auf dem Epidemiegesetz. Darin sind die meldepflichten Erkrankungen geregelt. Außerdem auch die Pflichten der Leitungskräfte in Schulen und Kitas im Zusammenhang mit meldepflichtigen Erkrankungen.

Masern

Anzeichen

- Schnupfen
- Fieber
- Lichtempfindlichkeit
- Kalkspritzerartige Flecken auf der Haut
- Roter und flächiger Hautausschlag
- Husten

Übertragung und Ansteckungsgefahr

- Hochansteckend
- Tröpfchenübertragung
- Direkter Kontakt
- „Fliegende" Infektion (Luftzug)

Beschreibung

Die Masernerkrankung ist eine Virusinfektion, die über Luft und direkten Kontakt übertragen wird. Fast alle ungeimpften Kinder erkranken bis zum 16. Lebensjahr. Die Übertragung erfolgt durch Tröpfcheninfektion von Mensch zu Mensch (Anhusten).

Gefährlich bei Masern sind vor allem die Komplikationen, wie Mittelohrentzündung, Lungenentzündung und mit einer Häufigkeit von 1:1.000 auch die gefürchtete Masernenzephalitis (Gehirnentzündung), welche mit Folgeschäden oder sogar tödlich verlaufen kann.

Behandlung

Eine ursächliche Behandlung ist nicht möglich, lediglich das Fieber kann behandelt werden. Eine Impfung gegen Masern ist ab dem elften Lebensmonat empfohlen. Nach der Impfung bzw. nach durchgemachter Krankheit besteht eine lebenslange Immunität.

Ist das Kind gegen Masern geimpft, dann ist der Verlauf leichter und komplikationsärmer. Ggf. ist dies Hinweis auf eine andere Erkrankung. Masern sind seit 2001 meldepflichtig!

Impfpflicht

Seit 2020 besteht in Deutschland eine Pflicht zur Masernschutzimpfung für Personen, die in Gemeinschaftseinrichtungen betreut werden. Alternativ ist auch der Nachweis der Immunität möglich (bei bereits durchgemachter Maserninfektion).

Zu beachten

Meldung an das Gesundheitsamt in die Wege leiten.

Windpocken

Anzeichen

- Starker Juckreiz
- Roter und fleckiger Ausschlag, verwandelt sich in flüssigkeitsgefüllte Bläschen
- Fieber
- Gliederschmerzen
- Halsschmerzen

Übertragungsweg und Ansteckungsgefahr

- Sehr ansteckend (besonders in den ersten sieben Tagen)
- Tröpfcheninfektion
- Ansteckung, bis alle Bläschen überkrustet sind

Beschreibung

Windpocken werden durch Viren verursacht und gehören in den ersten sieben Tagen zu den ansteckendsten bekannten Infektionskrankheiten. Kinder jeden Alters aber auch Erwachsene können betroffen sein.

Behandlung und Impfung

Eine Arztbehandlung ist erforderlich. Es kann ein Mittel gegen dern Juckreiz angewendet werden, um zu verhindern, dass Kinder die Pocken aufkratzen, die Wunden bluten und später vernarben. Da Windpocken im Erwachsenenalter meist schwerer verlaufen als im Kindesalter und die Erkrankung während einer Schwangerschaft Gefahren für das ungeborene Kind bergen kann, ist es sinnvoll, Kinder, die ansonsten gesund sind, vor einer Infektion mit Windpocken zu schützen. Eine Impfung ist ab dem elften Lebensmonat empfohlen.

Zu beachten

Seit 2013 sind Windpocken meldepflichtig! Meldung beim Gesundheitsamt veranlassen.

Röteln

Anzeichen

- Hellroter, hinter den Ohren ausgehender Ausschlag, dieser breitet sich über den ganzen Körper aus
- Schmerzhaft angeschwollene Lymphknoten
- Fieber
- Gliederschmerzen

Übertragungsweg und Ansteckungsgefahr

- Tröpfcheninfektion
- Ansteckung 7 Tage vor und 7 Tage nach Auftreten des Ausschlags

Beschreibung

Röteln werden durch eine Virusinfektion verursacht. Die Krankheit ist schon sieben Tage vor ihrem Ausbruch höchst ansteckend. Im Allgemeinen sind Röteln für den Erkankten nicht gefährlich. Werden allerdings schwangere Frauen infiziert, können schwere Behinderungen des Embryos (Missbildungen an Herz und Gehirn) entstehen. Mädchen wird daher unbedingt zu einer Schutzimpfung geraten. Auch Jungen sollten geimpft werden, da sie bei einer Erkrankung schwangere Frauen gefährden können.

Impfung

Empfohlen wird eine Impfung gegen Röteln bei Kleinkindern (Madchen und Jungen) ab dem elften Lebensmonat sowie bei Mädchen zwischen dem 11. und 18. Lebensjahr.

Zu beachten

Röteln sind meldepflichtig und müssen dem Gesundheitsamt gemeldet werden!

Mumps

Anzeichen

- Ohrenschmerzen
- Schmerzen während des Kauens und bei Bewegungen des Kopfes (sehr häufig)
- Fieber
- Abstehende Ohrläppchen

Übertragungsweg und Ansteckungsgefahr

- Tröpfcheninfektion
- Ansteckung 2 Tage vor - 7 Tage nach Auftreten der Schwellung

Beschreibung

Mumps, auch Ziegenpeter genannt, ist eine durch virale Tröpfcheninfektion von Mensch zu Mensch übertragene Kinderkrankheit. 80 % der ungeimpften Kinder erkranken zwischen dem 5. und 15. Lebensjahr. Bei 30 bis 40 % verläuft die Erkrankung unbemerkt (als „grippaler Infekt“). Die Symptome können durch den Arzt behandelt werden (Salben zur Abschwellung). Komplikationen sind nur bei Ungeimpften häufig, vor allem bei Erwachsenen. In ca. 10 % der Fälle kommt es zu Hoden- bzw. Eierstockentzündungen mit späterer Sterilität, Entzündungen des Innenohrs mit Taubheit, Bauchspeicheldrüsenentzündung mit späterem Diabetes mellitus oder einer Hirnhautentzündung.

Impfung

Es wird eine Kombinationsschutzimpfung für Kleinkinder ab dem elften Lebensmonat empfohlen.

Zu beachten

Mumps ist meldepflichtig! Meldung an das Gesundheitsamt veranlassen!

Scharlach

Anzeichen

- Halsschmerzen mit stark gerötetem Hals
- Hohes Fieber, Schüttelfrost
- Feiner roter Ausschlag (Gesicht, Achsel- und Leistengegend)
- Rachenentzündung
- Himbeerzunge
- Milchbart (freies Mund-Kinn-Dreieck, dort kein Ausschlag)
- Später: Hautschuppung an Fingern und Zehen
- Erbrechen

Übertragung und Ansteckungsgefahr

- Tröpfcheninfektion
- Kontaktinfektion möglich (Gegenstände)
- Ansteckungsgefahr bis zu drei Wochen, erlischt 24 Stunden nach Beginn einer wirksamen Antibiotikabehandlung

Beschreibung

Scharlach wird durch bakterielle Tröpfchen- oder Schmierinfektion, gelegentlich auch durch Gegenstände übertragen. Verursacher sind Streptokokken (Bakterien), die auch eine Mandelentzündung auslösen können. Es ist eine der häufigsten Kinderkrankheiten in Deutschland (Kinder zwischen drei und zehn Jahre).

Behandlung

Arztbehandlung ist dringend erforderlich, selten ein kurzer Klinikaufenthalt. Es sollte sofort eine Antibiotikatherapie eingeleitet werden. Die häusliche Pflege ist besonders wichtig. Die Kinder sind sehr geschwächt, deswegen: längere Schonung ohne körperliche Belastung.

Zu beachten

Meldepflicht an das zuständige Gesundheitsamt durch die Leitung der Einrichtung. Keine Schutzimpfung verfügbar.

Keuchhusten

Anzeichen

- Schnupfen
- Heiserkeit
- Eventuell Fieber und Bindehautreizung
- Lang anhaltende, krampfartige Hustenstöße, zum Teil mit Erbrechen
- Ziehende Geräusche beim Einatmen

Übertragungsweg und Ansteckungsgefahr

- Tröpfcheninfektion
- Beginn der Ansteckungsgefahr am Ende der Inkubationszeit, Höhepunkt in den ersten beiden Krankheitswochen, Andauern bis zu drei Wochen nach Beginn der Anfallsphase, mit den typischen krampfartigen Hustenanfällen

Beschreibung

Keuchhusten ist eine bakterielle Erkrankung. Die Übertragung erfolgt durch Husten als Tröpfcheninfektion. Im Laufe des Lebens nimmt die Infektionsgefahr deutlich ab. Insbesondere für Säuglinge kann Keuchhusten lebensgefährlich sein, denn die Bakterien entwickeln Gifte, die das Atemzentrum lähmen. Dies ist vor allem im ersten Lebensjahr möglich. Hauptsächlich betroffen sind jedoch Kinder zwischen zwei und fünf Jahren. Weitere Gefahren sind Folgeerkrankungen wie Mittelohrentzündung und Lungenentzündung.

Behandlung

Arztbehandlung notwendig. Es werden Antibiotika und hustenstillende Mittel verordnet. Vorbeugend wird eine Impfung empfohlen.

Meldepflicht

Je nach Bundesland besteht Meldepflicht.

Hirnhautentzündung

Anzeichen

- Übelkeit, Erbrechen, Mattigkeit
- Nackensteifigkeit
- Fieber
- Später Bewusstseinsstörungen, gelegentlich mit Krämpfen

Übertragungsweg und Ansteckungsgefahr

- Mehrzahl der Fälle Tröpfcheninfektion
- FSME-Viren: Übertragung durch das Blutsaugen von infizierten Zecken
  (FMSE-Risikogebiete!)
- Meningokokken aus Auslöser sind 7 Tage vor den ersten Symptomen bis 24 Stunden nach dem Therapiebeginn mit Antibiotika ansteckend → Frühsymptome beachten

Beschreibung

Die Hirnhautentzündung (Meningitis) ist eine Erkrankung, die meist als Ergebnis einer Infektion, als Folge eines Zeckenstichs (bei FS-ME-Infektion) oder nach einem Sonnenstich auftreten kann.

Wichtig für eine erfolgreiche Behandlung ist, dass nach einer durchgemachten Infektionskrankheit, einem Zeckenstich oder einem Sonnenstich frühzeitig die Symptome einer Meningitisdiagnose zugeordnet werden.

Wichtig!

Bei den Anzeichen einer Meningitis besteht Lebensgefahr. Umgehend den Notarzt alarmieren. Die Überwachung und Aufrechterhaltung der lebensnotwendigen Funktionen (Atmung, Herz-Kreislauf) ist die wichtigste Erste Hilfe.

Norovirus

Anzeichen

- abrupt einsetzendes („explosionsartiges“) Erbrechen
- wässriger Durchfall
- Übelkeit
- Bauchschmerzen
- vereinzelt Fieber

Übertragung und Ansteckungsgefahr

- Ansteckung über Stuhl und Erbrochenes
- Tröpfcheninfektion beim Erbrechen möglich
- Ansteckungsgefahr 1 bis 3 Tage nach Krankheitsausbruch am größten
- Ansteckung möglich 7 bis 14 Tage nach der akuten Erkrankung (Ausscheidung des Virus über den Stuhl in diesem Zeitraum)

Beschreibung/Behandlung

Die Behandlung bei einer Norovirus-Infektion umfasst insbesondere den Ausgleich der verlorenen Flüssigkeit und Elektrolyte. Das bedeutet: ausreichend trinken (verdünnte Säfte, Brühe oder Tee mit etwas Zucker).

Bei Vorschulkindern besteht Meldepflicht, sonst nur bei einem Ausbruch – das bedeutet, wenn zwei oder mehr gleichartige Erkrankungen auftreten.

Kindeswohlgefährdung

Verschiedene Formen von Kindeswohlgefährdung

Die erschreckende Realität in Deutschland: Das Statistische Bundesamt (Destatis) erfasste für das Jahr 2022 fast 62.300 Fälle von Kindeswohlgefährdung. Hinzu kommen 68.900 Fälle, bei denen ein erzieherischer Hilfebedarf erkannt wurde. Schaut man sich etwa die Zahlen zum sexuellen Missbrauch an, so wird deutlich, wie nah das Thema Kindeswohlgefährdung an jeden herankommen kann: 2022 wurden ca. 15.500 Fälle von sexuellem Kindesmissbrauch angezeigt, das Dunkelfeld ist weitaus höher.

„Die WHO geht davon aus, dass bis zu eine Million Kinder und Jugendliche sexuelle Gewalt durch Erwachsene erfahren haben." Rechnet man diese Zahl beispielsweise auf die Schulklassen in Deutschland um, so muss jede Lehrkraft davon ausgehen, dass ein bis zwei Kinder pro Klasse betroffen sind, wenn sie morgens in die erwartungsvollen Gesichter blicken.

Auch andere, unter dem Begriff der Kindeswohlgefährdung zu fassende Tatbestände weisen ein hohes Dunkelfeld auf – es gibt also praktisch keine Lehrkraft, die nicht davon ausgehen muss, dass es einem oder mehreren Kindern oder Jugendlichen ihrer Klassen und Kurse in ihrem Leben nicht gut geht und sie Hilfe brauchen.

Schulen, Kindertagesstätten, Vereine und alle anderen Organisationen, in welchen Kinder und Jugendliche betreut werden, sind und sollten ein geschützter Raum sein, in dem sie Schutz erfahren sowie Unterstützung und Hilfe, in dem sie gesehen werden und in dem die betreuenden Personen einen Blick darauf haben, ob es dem Kind, dessen Bildung und psychosoziales Wohlergehen ihnen anvertraut sind, gut geht. All diese Personen tragen die Verantwortung (und haben auch die Möglichkeit), das Kindeswohl beeinträchtigende Situationen möglichst früh zu erkennen und anhand von Handlungsleitfäden zu wissen, was zu tun ist, um dem Kind zu helfen. Je nach Falllage ist zu entscheiden, ob ein Gespräch mit den Eltern ausreicht oder eine größere Interventionsstrategie unter Einbezug von Fachstellen und des Jugendamts notwendig wird.

Tatsächlich erweist sich das Spannungsfeld zwischen Hilfe und Kontrolle, in dem sich die Fachkräfte der Jugendämter in Fällen von vermuteter Kindeswohlgefährdung befinden, in der Praxis nicht selten als Gratwanderung. Die Fachkräfte haben den gesetzlichen Auftrag, die Familien zu unterstützen, müssen jedoch, wenn eine Kindeswohlgefährdung vorliegt und die Eltern diese Unterstützung nicht annehmen wollen bzw. können, das Familiengericht über die Gefährdung informieren.

Damit die Mitarbeiter/innen der Jugendämter allerdings in der Lage sind, im Bedarfsfall zum Schutz von Kindern und Jugendlichen tätig zu werden, sind sie auf Informationen über problematische Lebenslagen von Minderjährigen angewiesen. Lehrer/innen und Erzieher/innen in Kindergärten oder Horten, welche Kinder täglich unterrichten bzw. betreuen, verfolgen die körperliche und geistige Entwicklung von Kindern und Jugendlichen aus nächster Nähe und nehmen von daher Signale, die auf eine Gefährdung des Wohls hindeuten, oftmals zuerst wahr. Allerspätestens bei „Gefahr für das Wohl des Kindes/Jugendlichen in Verzug" sind Pädagogen und andere Berufsgruppen, die Kontakt mit Kindern und Jugendliche haben verpflichtet, sowohl aus mitmenschlicher Verantwortung (auch vor strafrechtlichem Hintergrund) und der gesetzlichen Inpflichtnahme durch das BKiSchG zur Gefahrenabwendung das Nötige zu tun.

Kindliche Gefährdungslagen können ganz verschiedene Formen annehmen und sind auch in ihrer quantitativen Bedeutung unterschiedlich. Fünf zentrale Gefährdungslagen, die in der Fachliteratur differenziert werden, sollen im Folgenden kurz skizziert werden:

Vernachlässigung

Bei der Vernachlässigung werden basale kindliche Lebensbedürfnisse (von Essen, Schlafen, angemessener Kleidung bis hin zur Zuwendung und Förderung des Kindes) nicht berücksichtigt, der Mindeststandard an materieller, sozialer und emotionaler Versorgung wird durch die Eltern nicht gewährleistet.

Nach Schone handelt es sich bei der Vernachlässigung um eine „andauernde und wiederholte Unterlassung fürsorglichen Handelns sorgeverantwortlicher Personen (Eltern oder andere von ihnen autorisierte Betreuungspersonen), welches zur Sicherstellung der physischen und psychischen Versorgung des Kindes notwendig wäre. Diese Unterlassung kann aktiv oder passiv (unbewusst), aufgrund unzureichender Einsicht oder unzureichenden Wissens erfolgen. Die durch die Vernachlässigung bewirkte chronische Unterversorgung des Kindes durch die nachhaltige Nichtberücksichtigung, Missachtung oder Versagung seiner Lebensbedürfnisse hemmt, beeinträchtigt oder schädigt seine körperliche, geistige und seelische Entwicklung und kann zu gravierenden bleibenden Schäden oder gar zum Tod der Kinder führen.“ (Schone u. a., S. 21)

Betroffen sind dabei vor allem kleinere und/oder behinderte Kinder, die in besonderem Maße auf Schutz und Fürsorge angewiesen sind. Darüber, wie viele Kinder von Vernachlässigung betroffen sind, gibt es keine verlässlichen statistischen Daten. In der Regel handelt es sich bei der Vernachlässigung um multifaktorielle Bedingungsgefüge, bei der nicht selten Armut, familiäre, gesundheitliche und soziale Problemlagen eine Rolle spielen. Zusammengefasst gilt:

- „Je geringer die finanziellen und materiellen Ressourcen und
- je schwieriger das soziale Umfeld und
- je belasteter und defizitärer die persönliche Situation der erziehenden Eltern und
- je herausfordernder die Situation und das Verhalten des Kindes,

umso stärker steigt das Risiko, dass Beziehungsstörungen zwischen Eltern und Kind sich zu massiven Vernachlässigungssituationen des Kindes verdichten.“ (Schone u. a., S. 33).

Körperliche Misshandlung

Unter körperlicher Misshandlung versteht man die physische Gewalteinwirkung von Eltern oder anderen Erwachsenen auf ein Kind. Sie umfasst alle gewaltsamen Handlungen aus (auch absichtsvoll brutalem) Erziehungskalkül oder Unkontrolliertheit, die dem Kind Verletzungen oder körperliche Schäden zufügen. Körperliche Misshandlungen geschehen z. B. durch Schläge mit der Hand oder mit

Gegenständen, durch Zufügen von Verbrennungen/Verbrühungen, durch Vergiftungen, durch die Verabreichung von medizinisch nicht indizierten Schlaf- oder Beruhigungsmitteln oder durch heftiges Schütteln. Körperliche Gewalt kann in Form, Schwere und Häufigkeit stark variieren und somit auch unterschiedliche Folgen für das Kind haben (vgl. Hasebrink, S. 227). Das Bundeskriminalamt gibt für das Jahr 2014 4.204 erfasste Fälle von „Misshandlung von Kindern“ an, 44 Prozent von ihnen waren jünger als sechs Jahre. In dieser Statistik werden allerdings nur solche Fälle erfasst, bei denen Misshandlungen strafrechtliche Dimensionen erreicht haben und bei denen Strafanzeige erstattet wurde. Demgegenüber muss davon ausgegangen werden, dass die diesbezügliche Dunkelziffer diese Zahlen bei weitem übersteigen. Von körperlichen Misshandlungen sind Kinder aller Altersstufen betroffen, nicht selten aber handelt es sich dabei um Kinder, die den Erwartungen ihrer Eltern bezogen auf bestimmte Verhaltensweisen oder Eigenschaften nicht entsprechen und diese nicht ausreichend in der Lage sind, ihre Vorstellungen erzieherisch adäquat durchzusetzen.

Seelische Misshandlung

Die seelische Misshandlung umfasst alle elterlichen Äußerungen und Handlungen, die das Kind terrorisieren, es herabsetzen, ihm das Gefühl der völligen Ablehnung und eigenen Wertlosigkeit vermitteln oder es isolieren. Bei der Ablehnung wird das Kind einer permanent (heftigen) und herabsetzenden Kritik ausgesetzt, es fühlt sich überfordert, wertlos, ungeliebt und von den Eltern nicht angenommen, weil es den zumeist übersteigerten unerfüllbaren Erwartungen der Eltern nicht gerecht werden kann. Das Terrorisieren des Kindes meint, dass das Kind eine ständige Einschüchterung und Ängstigung durch Drohungen von Seiten der Eltern erfährt. Beim Isolieren wird das Kind eingesperrt und von Außenkontakten abgeschnitten (vgl. Engfer, S. 11). Zur Gefährdungslage der seelischen Misshandlung gehört aber auch als anderes Extrem die Überbehütung und symbiotische Fesselung der Kinder (z. B. durch psychisch kranke Eltern). In der Literatur werden statt des Begriffs der seelischen Misshandlung auch die Begriffe der emotionalen oder psychischen Misshandlung verwendet. Die seelische Misshandlung lässt sich im Unterschied zur körperlichen Misshandlung schwer diagnostizieren. Die Folgen werden meist erst Jahre später erkennbar und äußern sich häufig in sogenannten „Gedeihstörungen“, in kindlichen Entwicklungsstörungen, denen keine organischen Ursachen zugrunde liegen oder in Traumata.

Sexueller Missbrauch

Unter sexuellem Missbrauch – der ja de facto sexuelle Gewalt ist – von Kindern versteht man jede sexuelle Handlung, die an Mädchen und Jungen gegen deren Willen vorgenommen wird oder der sie aufgrund körperlicher, seelischer, geistiger oder sprachlicher Unterlegenheit nicht wissentlich zustimmen können. Dabei ist grundsätzlich davon auszugehen, dass unter 14jährige Kinder auf Grund der (regelhaften) Abhängigkeitsverhältnisse nicht zustimmen können; ein Missbrauch läge demnach auch vor, wenn ein Kind Zustimmung äußern würde. Der Täter oder die Täterin nutzt dabei seine/ihre Macht- und Autoritätsposition aus, um eigene Bedürfnisse auf Kosten des Kindes zu befriedigen (Bange 1992, 57). Der Begriff des sexuellen Missbrauchs umfasst das ganze Spektrum sexueller Gewalthandlungen, von scheinbar harmlosen Berührungen bis zu den unterschiedlichsten Formen der Penetration. Sexueller Missbrauch ist immer eine Ausnutzung von Macht und Autorität, von körperlicher oder beziehungsbedingter Überlegenheit. Sexueller Missbrauch führt bei Mädchen und Jungen zu erheblichen emotionalen Belastungen, sie fühlen sich traurig, verraten, ausgenutzt, schämen sich, fühlen sich mitschuldig. Sie zweifeln an ihrer Wahrnehmung, fühlen sich ohnmächtig und hilflos. Die Kinder werden zur Geheimhaltung durch den Missbraucher gezwungen und entwickeln aufgrund der Missbrauchserfahrungen unterschiedliche Verhaltensauffälligkeiten und psychische Probleme. Die Schwere des Traumas wird mitbestimmt durch den Vertrauensgrad zwischen Täter und Opfer, der Art und Dauer des sexuellen Missbrauchs, der Anwendung von körperlicher Gewalt und auch den Reaktionen aus dem Umfeld auf den sexuellen Missbrauch (vgl. Bange, S. 138 ff.). Die Täter sind selten Fremde, vielmehr handelt es sich oft um Personen aus dem Nahbereich des Kindes, z. B. Familienangehörige, Nachbarn oder Freunde der Familie, manchmal auch Fachkräfte aus Bildungseinrichtungen.

Die Dunkelziffer ist insbesondere beim sexuellen Missbrauch äußerst hoch – nur in seltensten Fällen kommt es dazu, dass die Täter(innen) strafrechtlich zur Verantwortung gezogen werden (können). Schätzungen zufolge macht etwa jedes vierte bis fünfte Mädchen und jeder neunte bis zwölfte Junge vor seinem 18. Lebensjahr mindestens einmal eine sexuelle Gewalterfahrung (vgl. Enders). In vielen Fällen sexueller Ausbeutung wird ein Mädchen/ein Junge nur einmal missbraucht und kann den Kontakt zum Täter/Täterin abbrechen. Nicht selten jedoch erstreckt sich der sexuelle Missbrauch (insbesondere, wenn er durch Familienangehörige begangen wird) über einen langen Zeitraum. Eine neuere Studie, die Angaben von 2.504 Menschen zwischen 14 und 90 Jahren ausgewertet hat, ergab, dass 12,6 Prozent von sexuellem Missbrauch in Kindheit und Jugend betroffen waren. Bei den Frauen waren es 15,2 Prozent, bei den Männern 9,6 Prozent. Diese Ergebnisse entsprechen im Wesentlichen denen einer Studie des Kriminologischen Forschungsinstituts Niedersachsen aus dem Jahr 1992 sowie weiterer vergleichbar angelegter internationaler Studien. Bei der Gefährdungslage des sexuellen Missbrauchs tritt regelmäßig das Problem auf, dass ein Verdacht besteht, dieser jedoch ebenso wenig wie das Gegenteil bewiesen werden kann. So handelt es sich hier nicht selten um die Gratwanderung, Kinder unbegründet von ihren Eltern(teilen) zu trennen und evtl. Unschuldige zu stigmatisieren bzw. zu dulden, dass Kinder missbraucht werden.

Autonomiekonflikte

Der Autonomiekonflikt bezeichnet die Nichtbewältigung von Ablösekonflikten zwischen Eltern und ihren heranwachsenden Kindern. Diese krisenhafte Auseinandersetzung entsteht durch unterschiedliche Normvorstellungen beider Seiten. Betroffen sind von dieser Gefährdungslage vor allem Jugendliche. Die Autonomiebestrebungen von Jugendlichen in der Adoleszenz sind geprägt von einer Vielfalt außerfamiliärer Einflüsse und einem sich wandelnden Eltern-Kind-Verhältnis (vgl. Zenz, S. 86). Ein zentrales Moment ist dabei die Ablösung von den Eltern. Wenn die Eltern diese notwendigen Prozesse missachten oder verhindern wollen, dann kann dadurch das seelische und geistige Wohl der Jugendlichen erheblich beeinträchtigt werden. Besonders betroffen sind im Allgemeinen jugendliche Mädchen, weil die Lebensentwürfe von Mädchen in besonderer Weise auf tradierte Rollenvorstellungen von Eltern stoßen und sie deshalb in Konflikt mit ihren Eltern geraten. Neben der altersbedingten Ablösungsproblematik spielen besonders in Immigrationsfamilien unterschiedliche kulturelle Wertsetzungen der älteren und der jüngeren Generation eine Rolle. Kennzeichnend für den Autonomiekonflikt ist, dass die krisenhaften Auseinandersetzungen zwischen Eltern und Jugendlichen nicht überwunden werden. Diese Nichtbewältigung kann zu einem völligen Bruch zwischen Eltern und Jugendlichen führen.

In der Praxis der Jugendämter zeigt sich, dass die weitaus am häufigste Form der Kindeswohlgefährdung die Vernachlässigung darstellt. Die einzelnen Gefährdungslagen lassen sich zumeist nicht trennscharf voneinander unterscheiden, vielmehr sind nicht selten mehrere Gefährdungslagen zugleich relevant.

Anzeichen für eine Kindeswohlgefährdung

Indizien, die auf eine Vernachlässigung eines Kindes hindeuten können, wären z. B.

- Kinder sind nicht angemessen mit Nahrung versorgt (sie sind beispielsweise stark untergewichtig, bringen keine Pausenbrote mit, betteln bei anderen Kindern um Essen),
- sind nicht witterungsgemäß gekleidet,
- sind verschmutzt und/oder ungepflegt (z. B. auch verfaulte Zähne, Läusebefall, unversorgte Wunden ...),
- sind dauerhaft übermüdet,
- sind häufig sich selbst überlassen,
- sind in hohem Maße sozial isoliert (Kinder haben keine Freunde, dürfen an keiner schulischen Aktivität teilnehmen ...).

Die Anzeichen, die auf körperliche Misshandlung hinweisen sind eindeutiger, als die bei der Vernachlässigung und anderen Misshandlungsformen (gehen aber nicht selten damit einher); wenngleich der Nachweis für die die Verursachung nicht unproblematisch ist.

Indizien können sein:

- Hämatome (Blutergüsse), die im Gegensatz zu den „gesunden blauen Flecken“ an Knien, Schienbeinen oder Armaußenseiten, an ungewöhnlichen und/oder mehreren Körperstellen beobachtet werden (Oberlippe, Ohren, Wangen, Nacken, Hals, Schulter ...)
- Hauteinblutungen durch Strangulationen
- Schnitt- oder Bissverletzungen
- Vergiftungen
- Verbrühungen und Verbrennungen
- Knochenbrüche

Indizien, die auf einen sexuellen Missbrauch hindeuten können (und einer medizinischen Abklärung bedürfen), äußern sich zum einen durch

- Verletzungen am Körper, etwa durch Blutergüsse an Brust, Hals, Genitalbereich, an den Oberschenkelinnenseiten, am Po Rötungen und Wundsein im Genitalbereich, Wunden, Dehnungen, Erweiterungen an Scheide oder After,
- Geschlechtskrankheiten,
- Pilzerkrankungen,
- Blutungen.

Psychosomatische Störungen in Folge sexuellen Missbrauchs können sich äußern in

- Schlaf-, Sprach-, Essstörungen,
- Kopf-, Bauchschmerzen,
- Lern- und Konzentrationsstörungen,
- Ohnmachts-, Erstickungs-, Krampfanfällen oder
- Bettnässen.

Psychische Symptome bei einem erlittenen Missbrauch können sein:

- Berührungsängste, Scham- und Schuldgefühl
- geringes Selbstwertgefühl
- Regression, Aggression
- extrem angepasstes Verhalten
- zwanghaftes Verhalten, (z. B. Waschzwang)
- Angstzustände vor bestimmten Situationen, Personen
- Autoaggressives Verhalten
- „eingefrorenes" soziales Verhalten
- Depressionen
- Vereinsamung
- Weglaufen von zu Hause
- Suchtverhalten

Einige missbrauchte Kinder entwickeln ein auffälliges sexualisiertes Verhalten, z. B. indem sie ihre Genitalien exzessiv anfassen, ein altersunangemessenes Detailwissen über Sexualität haben, ihre Genitalien bloßstellen oder öffentlich Geschlechtsverkehr nachstellen.

Seelische Misshandlung (psychische Misshandlung) ist für nicht einschlägig Ausgebildeten besonders schwer einzuschätzen. Dennoch gibt es Indizien, die (bei aller angeratenen Vorsicht, um Fehlinterpretationen zu vermeiden) Anlass sein sollten, fachlicher Rat, etwa beim Schulpsychologischen Dienst, Sozialarbeitern an Schulen, „insoweit erfahrenen Fachkräften" usw. einzuholen. Es handelt sich weitestgehend um solche Indizien, die zuvor als psychosomatische und psychische Symptome bei sexuellem Missbrauch aufgeführt wurden. Trennscharf sind die vorgenannten Indizien, die auf eine bestimmte Form der Kindeswohlgefährdung hinweisen nicht, zumal es nicht selten zu Häufungen von gefährdungsauslösenden Handlungen und/oder Unterlassungen durch die Erziehungspersonen kommt.

Umgang mit einem Verdacht

Eine bedeutende Rolle kommt in Kindeswohlverfahren einer qualifizierten Dokumentation zu. Vom ersten Verdacht an muss genau dokumentiert werden, was bezüglich des Falles geschehen ist. Dabei ist besondere Sorgfalt notwendig, die Dokumentation hat entscheidende Auswirkungen auf weitere Schritte.

Eine gute Dokumentation gibt allen mit dem Fall Befassten Sicherheit und Übersicht und erleichtert die Weitergabe eines Falls an das Jugendamt. Sie ist zudem insofern wichtig, da im Falle der Einschaltung des Familiengerichts die Dokumentation einer staatsanwaltschaftlichen bzw. gerichtlichen Überprüfung genügen muss. Im besonderen Fall eines sexuellen Missbrauchs könnte es später zu einer Strafanzeige kommen, für die eine gute und vollständige Dokumentation eine stabile Grundlage wäre. Jede Gemeinde (Jugendamt), viele Schulen, Kindergärten, Vereine und Kirchen stellen entsprechende Handlungsleitlinien und Vordrucke bereit, die abgerufen werden können.

Folgende allgemeine Informationen sind in der Dokumentation festzuhalten:

- Personen, Zeiten, Orte und Umstände sind genau zu vermerken.
- Beobachtungen, Annahmen und Einschätzungen sind klar dazustellen.
- Gespräche und Vereinbarungen, deren Ergebnisse und Überprüfung müssen genau beschrieben werden.
- Handlungsschritte müssen nachvollziehbar sein, d. h., Entscheidungen müssen klar formuliert und die den Handlungen zugrunde liegenden Annahmen müssen klar erkennbar sein.
- Wahrnehmungen, Beobachtungen und objektive Sachverhalte müssen erkennbar deutlich von Interpretationen und Bewertungen getrennt sein.

Im Einzelnen sind aufzuführen:

- erster Verdacht mit Informationsquelle (Offenbarung, eigene Anschauung, Dritte)
- Was ist der Inhalt des ersten Verdachts, was wurde berichtet, beobachtet?
- Wann wurde wer (Vorgesetzter?) von dem Anfangsverdacht informiert?
- Welche Gefährdungseinschätzung wurde getroffen?
- Wer wurde noch hinzugezogen? Wann?
- Weitere Beobachtungen, neue Vorkommnisse mit Datum, Ort, Informationsquelle
- Welche folgenden Schritte wurden eingeleitet?
- Wann fanden Gespräche statt? Mit dem Betroffenen? Mit den Eltern?
- Verlauf der Gespräche, Ergebnisse und Vereinbarungen
- Angebotene Hilfsleistungen, Annahme oder Verweigerung
- Beratungsgespräche mit Fachstellen (Jugendamt?), Ergebnisse
- Welche Informationen wurden in welcher Form und wann an externe Stellen (Jugendamt, Familiengericht etc.) weitergegeben, welcher Mitarbeiter war der Empfänger (verantwortlich für die weitere fachliche Bearbeitung und Einschätzung des Falls)?

Für Ärzte gelten darüber hinaus bestimmte Standards zur Dokumentation von Verletzungsbildern.

Wichtig bei den Dokumentationen ist, dass bestimmte Punkte immer wieder überprüft und ggf. ergänzt werden. Dazu gehören sog. flexible Punkte, bspw. Beobachtungen, Gespräche, Reaktionen auf Hilfsangebote. Neue Beobachtungen müssen ebenso genau dokumentiert werden wie der Anfangsverdacht. Gespräche können neue Wendungen nehmen, die dem Fall eine andere Entwicklungsrichtung geben. Hilfsangebote können – nachdem sie zunächst ausgeschlagen wurden – plötzlich angenommen werden (oder umgekehrt, begonnene Unterstützungen werden abgebrochen).

Zusätzlich zu der formalen Dokumentation sind persönliche Notizen möglich, die selbstverständlich dem gleichen Schutz unterliegen wie alle anderen Informationen und Daten des Falls. Sie können sich als sehr hilfreich erweisen, wenn über die formale Dokumentation Informationen oder Einschätzungen notwendig werden. Hier ist auch der Platz für persönliche Interpretationen und Wertungen, auch sie können u. U. hilfreich sein, bspw. wenn es darum geht, wann eine Beobachtung zu einem Verdacht wurde und ab wann etwa der Beobachtende ein „ungutes Gefühl" hatte oder Vermutungen äußerte, die (noch) nicht zu belegen, in der weiteren Entwicklung des Falles aber zur Gefahrenminderung hilfreich waren.

Grundsätzlich empfiehlt es sich dringend, sich prophylaktisch beim zuständigen Jugendamt/Kreis/Stadt/Landratsamt etc. nach den dort üblichen, erforderlichen Vordrucken zu erkundigen und diese bereitzuhalten. Dies erleichtert und beschleunigt später mögliche Verfahren.

Gefährdungseinschätzung

Nach der Beobachtung, ersten Gesprächen und der Dokumentation wird gemeinsam mit Fachkräften überlegt, inwieweit sich eine Gefährdung ergibt. Dabei kann – je nachdem, ob es sinnvoll oder möglich ist – die Familie bzw. das Kind miteinbezogen werden. Je nach Einschätzung sind unterschiedliche Maßnahmen notwendig bzw. möglich.

Anhaltspunkte

- körperliche Anzeichen: Verletzungen, Gewichtsauffälligkeiten, Hygiene, Entwicklungsauffälligkeiten, Fürsorgeauffälligkeiten, selbstverletzendes Verhalten, Essstörung u. v. m.
- psychische Anzeichen: Ängste, Aggressionen, Verschlossenheit, Trauer, motorische Auffälligkeiten, offensichtliche auffällige Lügen oder Ausreden, Konzentrationsstörungen, Gedächtnisschwäche u. v. m.
- soziale Anzeichen: Regelverletzung, Kontaktvermeidung, Desinteresse, Schulvermeidung, Weglaufen u. v. m.
- sonstige Beobachtungen: in der Familie, bei den Geschwistern, im Zusammenhang mit den Freunden u. v. m.

Einschätzung

- akute Gefährdung
- latente Gefährdung
- keine Gefährdung (aber Hilfebedarf)

Intervention

- Gespräch Sorgeberechtigte, Angebot von Hilfen und Adressen
- Meldung Jugendamt, Polizei etc.

Kindgerechtes Agieren

Erscheint eine Situation kindeswohlgefährdend interventionsbedürftig, reicht es nicht, sich nur Gedanken zur formalen Intervention zu machen. Ziel aller Intervention ist die Beendigung einer Kindeswohlgefährdung und ein kindgerechter Umgang in und mit der Situation. Die Bedürfnisse des Kindes stehen an erster Stelle. Dazu gehören auch Bedürfnisse nach „Nicht-Wissen", nach Sicherheit, nach Unbelastetheit, ebenso wie das Bedürfnis nach Mitbestimmung und Einflussnahme auf die eigene Lebenssituation. Je nach Alter des Kindes können unterschiedliche Dinge und Abläufe mit dem Kind besprochen werden – je jünger, umso schwieriger ist eine (dem Kind und der Situation) angemessene Kommunikation und Handhabung. In einer Kindeswohlgefährdung kann ebenso eine Elternteilgefährdung eine Rolle spielen – für Elternteil (meist Mutter) wie Kind sind unterschiedliche Aspekte zu berücksichtigen.

Für Gespräche mit Kindern gelten bestimmte Abläufe, bspw. kann ein Gespräch in fünf Phasen aufgebaut sein, mit denen sich im Gespräch dem Geschehen der Kindeswohlgefährdung genähert wird. In der Einleitung kann bspw. geklärt werden, ob das Kind weiß, warum es dieses Gespräch gibt – als Frage, als Hinterfragung, als Anregung zum zweiten Teil, der freien Berichtgebung. Das Kind sollte frei erzählen können, ohne durch „erwachsene" Fragen zu stark gesteuert zu werden. Diese schließen sich an, wenn das Kind in Grundzügen sein Erleben geschildert hat. Das Kind sollte verschiedene Ausdrucks- und „Erzähl"-Formen angeboten bekommen, vom freien Sprechen bis zum schweigenden Malen. Jede Form ist zunächst „die richtige", da sie aus der Situation im Kontext des erlebenden betroffenen Kindes heraus entsteht.

Aus nonverbalen Ausdrucksformen lassen sich Sachverhalte verbal klären, sofern sich langsam ein Vertrauensverhältnis aufbaut. Mit bspw. dem Malen von kindeswohlgefährdendem Erleben oder stellvertretenden Symbolen oder Bildern entlastet sich das Kind, es kann vergegenständlichen, was es erlebt, dazu in Distanz treten und mit fachlicher Begleitung wiederum eine verarbeitende Annäherung finden. Wichtig sind nicht nur Sachinformationen, was passiert ist, sondern zentral auch, wie das Kind sich fühlt, was es denkt, was es braucht und wünscht, um die Situation selbstwirksam und unterstützt verändern zu können.

Das Ende eines Gesprächs bildet ein Ausklang, in dem Vereinbarungen getroffen und Lösungs- und Hilfswege aufgezeigt werden.

Nicht jedes Kind öffnet sich im (ersten) Gespräch. Nicht jedes Kind vertraut. Nicht jedes Kind kann über das Erlebte sprechen. Nicht jedes Kind weiß überhaupt, was passiert (ist) und wie damit umzugehen sei. Unabhängig davon, wer mit dem Kind spricht, ist das zu berücksichtigen.

Grundsätzlich sind Grenzen der Gespräche (welche Themen sind für welches Gespräch angemessen) zu beachten: Nicht alles, was man mit Erwachsenen bespricht, ist auch Thema für Kinder. Je komplexer eine familiäre Situation ist, umso differenzierter muss geschaut werden, das Kind ist komplex betroffen und hilflos.

Wichtiger Aspekt ist von Beginn an, eine Atmosphäre des Vertrauens zu schaffen und Möglichkeiten der Selbstwirksamkeit zu eröffnen. Ein von Kindeswohlgefährdung betroffenes Kind ist maximal hilflos. Ihm anzubieten, dass es Kompetenzen der Selbstfürsorge haben kann und nicht ausgeliefert bleiben muss, ist wichtiges Ziel aller Gespräche und Interventionen.

Handlungshilfen

Verhalten im Notfall

Verhalten im Notfall
1. Ruhe bewahren
Die Situation erkennen, überlegt vorgehen!
2. Eigenschutz berücksichtigen!
Die Unfallstelle absichern!
Begeben Sie sich nicht selbst in Gefahr!
3. Leben retten!
Leisten Sie Erste Hilfe!
Betreuen Sie das Kind, bleiben Sie bei ihm!
Beachten Sie Ihren Eigenschutz! Handschuhe benutzen!
4. Notruf:
Rettungsdienst alarmieren!
Wo ist es passiert?
Was ist passiert?
Wie viele Verletzte/Kranke?
Welche Art von Verletzungen/Erkrankungen?
Warten auf Rückfragen!

Checkliste Notfallmanagement

- Sind Sie für den Ernstfall gerüstet?
- Ist jederzeit ein zugängliches Telefon/Handy für Notrufe vorhanden?
- Sind die Eintragungen der Notrufnummern auf dem Aushang aktuell?
- Ist Erste-Hilfe-Material in ausreichender Menge vorhanden und jederzeit zugänglich?
- Wird der Verbandkasten regelmäßig auf Vollständigkeit überprüft?
- Sind der Aufbewahrungsort des Verbandkastens und der Raum mit der Liegemöglichkeit mit dem weißen Kreuz auf grünem Grund gekennzeichnet?
- Ist Erste-Hilfe-Material für Unternehmungen außerhalb der Kita/Schule vorhanden?
- Stehen Ersthelfer in der vorgeschriebenen Anzahl zur Verfügung?
- Nehmen die Ersthelfer alle zwei Jahre an einer Erste-Hilfe-Fortbildung teil?
- Werden Erste-Hilfe-Maßnahmen (z. B. im Verbandbuch) dokumentiert, wenn kein Arztbesuch erfolgt?
- Ist bekannt, wie die Eltern bei einem Unfall erreichbar sind?
- Ist geregelt, wie die Einrichtung bei einem Unfall vorgeht?
- Wer informiert die Eltern?
- Wer leistet Erste Hilfe?
- Wer beaufsichtigt die anderen Kinder?
- Wie wird ein verletztes Kind zum Arzt transportiert?
- Wie ist die Beaufsichtigung der Gruppe bzw. Klasse / der anderen Kinder geregelt?

Rechtliche Aspekte

„Unterlassene Hilfeleistung“

Für die meisten von uns ist es selbstverständlich, Menschen in Not im Rahmen unserer Möglichkeiten zu helfen, auch ohne dazu gesetzlich verpflichtet zu sein. Zum Helfen sind wir aber nach § 323c StGB gesetzlich verpflichtet. So wird nach § 323c des Strafgesetzbuches (StGB) mit Freiheitsstrafe bis zu einem Jahr oder mit Geldstrafe bestraft, wer bei Unglücksfällen oder gemeiner Gefahr oder Not nicht Hilfe leistet, obwohl dies erforderlich und ihm den Umständen nach zuzumuten wäre, insbesondere wenn ihm dies ohne erhebliche eigene Gefahr möglich ist.

Eine Hilfe ist nicht erforderlich, wenn sicher ist, dass anderweitig sofort Hilfe geleistet wird. Wenn mehrere potenzielle Helfer am Unfallort anwesend sind, kann sich niemand damit herausreden, dass die anderen ja Hilfe hätten leisten können. Jeder Helfer muss vielmehr dafür Sorge tragen, dass Hilfe geleistet wird – entweder in eigener Person oder indem man sich vergewissert, dass ein anderer Hilfe leistet.

Handelt der Ersthelfer nach bestem Wissen und Gewissen und leistet er seinen Fähigkeiten entsprechend Hilfe, schließt der Gesetzgeber zivilrechtliche Ansprüche und strafrechtliche Konsequenzen aus.

Hilfe ist nicht erforderlich, wenn sie von vornherein aussichtslos ist. Dies kann aber nur in wenigen Fällen angenommen werden, z. B. wenn das Opfer bereits offensichtlich tot ist.

Gemäß § 2 Abs. 1 Nr. 13a SGB VII sind Ersthelfer kraft Gesetzes persönlich und materiell über die örtliche Landesunfallkasse versichert. Hierzu besagt § 2 Abs. 1 Nr. 13a SGB VII: „Kraft Gesetzes sind versichert Personen, die bei Unglücksfällen oder gemeiner Gefahr oder Not Hilfe leisten oder einen anderen aus erheblicher gegenwärtiger Gefahr für seine Gesundheit retten.“ Ersthelfer haben mit der Kostenabwicklung nichts zu tun – auch dann nicht, wenn sie in guter Absicht Rettungsmittel anfordern, diese aber später doch nicht benötigt werden. Jeder Ersthelfer ist somit automatisch gegen Körperschäden gesetzlich versichert. Sachschäden oder Auslagen werden in der Regel durch die Versicherungen der Unfallbeteiligten ersetzt.

Somit gilt: Als (Laien-)Ersthelfer, der nach bestem Wissen Erste Hilfe leistet, müssen Sie keine Angst vor Haftungsfragen haben. Dabei wird z. B. bei bestimmten Berufsgruppen, so bei Notfallärzten oder Rettungspersonal, der Einsatz des erworbenen Sonderwissens erwartet (sog. Garanten). Strafbar macht sich nur, wer gar nicht hilft (unterlassene Hilfeleistung), grob fahrlässig handelt oder vorsätzlich jemandem Schaden zufügt. Auch wer die Arbeit von Rettungsdienst und Feuerwehr behindert, macht sich strafbar.

Medikamentengabe durch Erzieher/Lehrer

Anders als bei der Medikamentengabe für chronisch oder akut erkrankte Kinder in Kitas oder Schulen, beinhalten Notfallsituationen keine Entscheidungsfreiheit seitens der Lehr- bzw. Erziehungsfachkraft. Notfälle verpflichten jeden Bürger/jede Bürgerin zur Hilfeleistung. Hierzu hatte das Sozialgericht Dresden entschieden (Az. S 47 KR 1602/19 ER), „dass Lehrer und Erzieher schon aufgrund der allgemeinen Pflicht zur Hilfe bei Notfällen eingreifen müssen". Dies schließe ebenso die Gabe von Notfallmedikamenten – z. B. bei bekannter Allergie oder Epilepsie – mit ein. Darüber hinaus gilt, dass Schulsanitäter/-innen bereits auf Grundlage ihres Beschäftigungsverhältnisses zur Hilfeleistung bei Notfällen verpflichtet sind. Dabei gilt jedoch auch, dass alle Personen, die im Notfall Hilfe leisten, dem gesetzlichen Schutz der Unfallversicherung nach § 2 Abs. 1 Nr. 13a SGB VII unterliegen. Im Rahmen der Notfallhilfe sind Lehrer/-innen und Erzieher/-innen zudem weitestgehend davon ausgenommen, für eventuelle Schäden im Rahmen ihrer Ersten Hilfe aufkommen zu müssen. Je nach Situation schließt dies auch das Verabreichen von Notfall-Pens z. B. bei Allergien mit ein. Dafür sollten Hilfeleistende jedoch zuvor eine Einweisung in die Handhabung erhalten und eine schriftliche Vereinbarung zur Nutzung des Notfall-Pens in einer entsprechenden lebensbedrohenden Situation geschlossen haben. Wichtig ist ferner, dass in jeder Notfallsituation ein Notruf an eine Rettungsstelle ergeht.

Abbildungsverzeichnis

Illustrationen

Maria Reichenauer, Schwabmünchen

Weitere Bildquellen

Kapitel Notfallsituationen nach Rubriken: fotolia.com (macrovector), New York; fotolia.com (macrovector), New York; fotolia.com (Milena Vuckovic), New York; fotolia.com (macrovector), New York; fotolia.com (Milena Vuckovic), New York;

Kapitel Der Notruf: fotolia.com (Goss Vitalij), New York; fotolia.com (k_rahn), New York; fotolia.com (eyetronic), New York

Kapitel Atemkontrolle: Cem – stock.adobe.com, fotolia.com (Roman Milert), New York; fotolia.com (OLJensa), New York

Kapitel Herz-Lungen-Wiederbelebung: Cem. stock.adobe.com, fotolia.com (OLJensa), New York; www.fotolia.com (greggor), New York; fotolia.com (wellphoto), New York; fotolia.com (wellphoto), New York

Kapitel Erstickungsanfall durch Fremdkörper in der Luftröhre: fotolia.com (wellphoto), New York; fotolia.com (greggor), New York; Universitätsklinik Bonn (R. Müller), Bonn

Stichwortverzeichnis